Yoga y Sexo

Sarah Banos y Ariel Pérez

DEDICATORIA

Dedicado al poder más grande que pueda existir, el poder del amor, que para nosotros es, sobre todo:

Nuestros familiares, amigos y Cuba.

CONTENIDO

5

6

AGRADECIMIENTOS

Primero queremos agradecernos el uno al otro, por la motivación, inspiración y el esfuerzo. Por tener siempre un sostén incondicional y la dicha de no solo ser compañeros de vida sino de compartir y apoyar nuestras carreras, sueños e ideas locas.

Luego agradecemos a la carismática y siempre sonriente Ingeniera Ivonne Perez Gell por su colaboración con nuestros atropellos ortográficos y por sus métodos narrativos. Gracias también a la Licencia Frieda Rodríguez González y al Doctor Idelfonso Díaz Barrios cuyas metodologías influyeron en el desarrollo y perfeccionamiento de este libro. Un super gracias especial a nuestros demás familiares y amigos por su apoyo especial. Y un recuerdo a los alumnos que nos dan energía para seguir creando.

1

YOGA Y SEXO

Crecimos en un país donde el yoga no es conocido y hablar de sexo es algo muy común.

Cuba, para el mundo un misterio o una isla detenida en el tiempo, para nosotros, es el lugar donde nacimos y vivimos por más de 25 años. Crecer en la isla fue sin dudas una experiencia única y el hecho de que nos adentráramos en el mundo del yoga, al punto de hacerlo una profesión y tomarlo como estilo de vida, fue algo aún más extraño, que hasta el sol de hoy no estamos seguros de cómo pasó.

Para darte un poco de perspectiva, por aquel entonces la noción que se tenía del yoga en Cuba no podía estar más distante de la realidad, para los cubanos el yoga no era más que una serie de posturas fáciles que hacían los viejitos en los parques, para estirarse, socializar y tomar un poco de aire fresco. Grande fue nuestra sorpresa cuando nos vimos en nuestra primera clase de yoga con tan solo 18 años y aquellos viejitos del parque tenían más fuerza y elasticidad que nosotros. En tan solo 45 minutos nuestra noción del yoga cambió totalmente.

Por otra parte, hablar de sexo era algo cotidiano que no solo se platicaba con las amistades sino también con la familia (algunas familias más estrictas que otras). Las escuelas desde séptimo grado impartían una asignatura llamada Educación Sexual, donde te enseñaban sobre la anatomía de los órganos reproductores femenino y masculino, sobre la higiene personal, las distintas enfermedades de transmisión sexual, entre otros temas interesantes y sobre todo muy educativos. De seguro las tareas de esta asignatura pusieron a varios padres en situaciones incómodas, pero a su vez los forzaron a tener conversaciones que de otra manera no tendrían con sus hijos.

Al mudarnos a los Estados Unidos el choque cultural fue abismal desde el estilo de vida, la forma de pensar, la economía, las distintas culturas, el idioma, en fin, todo era diferente, parecía que estábamos en otro planeta de otra galaxia. Al crear "Dale Yoga A Tu Vida" tuvimos la oportunidad de interactuar con personas de diversos países, de distintas culturas, religiones, personas que no podían ser más opuestas unas de las otras, lo cual expandió aún más nuestros horizontes.

Nos llamó mucho la atención de que a diferencia de Cuba el yoga era bien conocido y principalmente practicado por los jóvenes, lugares para practicar yoga hay miles, sin embargo, hablar de sexo no era un tabú, pero te podías dar cuenta por las reacciones que era un tema incómodo o reprimido y que por lo general no se hablaba. Para nuestra mayor sorpresa una vez que pasabas esos incómodos segundos, las personas no paraban de hablar del tema, era como que siempre tuvieron la curiosidad, pero les daba miedo o pena de hablarlo y nosotros les estábamos dando permiso para hacerlo. En clases las mejores reacciones que hemos tenido de los estudiantes y cuando más ellos se han divertido, es cuando les explicamos los beneficios que alguna pose en particular tiene para incrementar la sexualidad.

La aceptación que tenemos cada vez que tocamos el tema yoga y sexo ha sido tan grande que decidimos escribir este libro. El objetivo principal de este libro es mostrarte los grandes beneficios que tiene el yoga para tu vida sexual. Descubrirás que el acto sexual va más allá de tener unos minutos de intensa pasión o simplemente para procrear. Te mostraremos diversas maneras para que a través del yoga puedas fomentar tu sexualidad y vivas una vida plena y saludable. Es un libro escrito para todo tipo de persona sin importar cuál sea tu estilo de vida, cultura o creencia.

¿Qué dicen los alumnos?

Un día en clase, aprovechando de que todos éramos adultos, decidimos hablar de la pose del águila, la cual habíamos practicado en varias ocasiones, pero siempre la tratábamos como una pose de equilibrio. Cuando les explicamos los beneficios que tiene esta pose para la sexualidad tanto femenina como masculina, todos querían hacerla, y para nuestra sorpresa ningún alumno perdió el equilibrio al hacerla.

Siempre al final de las clases nos gusta tomar una foto todos juntos donde cada alumno hace la pose que más le llamó la atención. Las fotos la ponemos en un chat que tenemos exclusivo para los estudiantes donde pueden ver su progreso y así se motivan a continuar con la práctica. Ese día la pose que todos escogieron sin excepción fue la del águila y fue uno de los días que más actividad tuvo el chat, hasta los más tímidos tenían algo que decir.

Esto dio paso a que nos pidieran más poses de yoga para la sexualidad y que les explicáramos sus beneficios. De más está decir que la pose del águila está entre las favoritas de todos. Hubo una alumna que nos dijo, "les encomiendo que me dejen como tarea hacer la pose del águila dos veces al día."

La sección "Yoga y Sexo" de nuestro libro "Dale Yoga A Tu Vida" fue la que más gustó. Un día le preguntamos a una alumna que lo había comprado su opinión del libro y su respuesta fue: "Me encantó, mi parte favorita es la de yoga y sexo, me se las poses y las secuencias de memoria."

Tenemos una amistad que siempre está con la mirada fija en su teléfono y rara vez te mira a los ojos, cuando le mencionamos que habíamos lanzado un libro casi ni reaccionó, cuando le dijimos que tocábamos temas de sexo y cómo el yoga ayudaba en tu vida sexual, dio un brinco en la silla y con una mirada fija nos dijo, "que tengo que hacer para comprarlo".

Indirectamente hemos tenido estudiantes, principalmente los que llevan más de un mes asistiendo a clases que nos han comentado que se sienten más deseados por su pareja, con más autoestima y menos torpes en la intimidad; a lo que nosotros les respondemos, estás tomando el control de tu cuerpo y mente.

Cuerpo y Mente

El secreto para gozar de una vida sexual plena está en lograr un equilibrio cuerpo y mente. De nada nos sirve tener un cuerpo esculpido por los dioses, pero estar llenos de barreras mentales y complejos que nos frenan a cada paso que damos. Al mismo tiempo podemos tener el control total de nuestra mente, de cada emoción, de cada pensamiento, pero si nuestro cuerpo carece de elasticidad o de la energía necesaria para poner en práctica ese control absoluto, siempre existirá una mala comunicación entre cuerpo y mente, ocasionando que nos sintamos torpes en nuestra vida cotidiana y en la intimidad, con poca confianza e incluso, si no hacemos algo al respecto podemos perder completamente el apetito sexual.

Hay infinidades de estudios que demuestran los beneficios que trae una vida sexual activa para la salud en general. Tener sexo mejora el sistema inmune, mejora tu estado de ánimo, rejuvenece, mejora la fertilidad, combate el resfriado y la gripe, alegra tu vida, mejora tu estado físico, reduce los dolores entre otros tantos beneficios. Está claro que tener sexo es bueno, el secreto está en hacerlo bien y disfrutarlo.

Tener relaciones sexuales solo por tenerlas no es beneficioso. Si el acto sexual no es placentero carece de sentido, incluso aunque solo se haga para procrear, la posibilidad de tener éxito aumenta si la mujer tiene un orgasmo unos segundos antes de la eyaculación masculina. Esto se debe a que las contracciones de la vagina durante el orgasmo ayudan a la retención de semen aumentando la probabilidad de fertilización.

Teniendo el control de nuestro cuerpo y mente podemos liberarnos y disfrutar al máximo cada experiencia, de sincronizarnos con nuestra pareja, con uno mismo, conocernos mejor, saber cuáles son nuestros límites y nuestras fortalezas.

El yoga es una práctica milenaria excelente para lograr este control. La realización de las asanas y la meditación hace que nuestro cuerpo se fortalezca y obtenga más flexibilidad, que nuestros pensamientos tengan mayor claridad, mejorando la coordinación de los movimientos y con el pranayama (respiración), nuestra energía aumenta drásticamente, todos atributos excelentes para gozar de una saludable y placentera vida sexual.

2

...

LOS CUATRO OBJETIVOS DE LA VIDA

Para poder adentrarnos más en yoga y sexo, tenemos que primero hablar de los cuatro objetivos de la vida según el yoga, más conocidos como Purushartha, que son los objetivos o metas de un ser humano. Estos son: Dharma (la ética), Artha (la seguridad), Kama (el placer) y Moksa (la libertad).

Los Purushartha pueden ser divididos en dos grupos. El primero incluye a todos los seres vivos y está compuesto por la seguridad "Artha" y el placer "Kama". El segundo grupo es exclusivo para los seres humanos y es compuesto por la ética "Dharma", y la libertad "Moksa". A continuación, vamos a explicar cada una con mayor profundidad.

1. Dharma "Ética"

Es el primero de los cuatro objetivos y tiene una gran influencia en el trayecto de los otros tres. Su significado literario es "deber", aunque abarca mucho más que deber. Dharma está relacionado con ser justo, responsable, obediente y fiel al propósito de uno mismo. Es lo que nos mantiene responsable y enfocado en nuestras tareas diarias. Es el propósito en nuestras vidas.

El Dharma de cada persona no es algo que esté escrito en piedra puede estar evolucionando constantemente, lo que no cambia es que, para cumplir con él, debes hacer lo que estés obligado a hacer, y hacerlo bien, o lo mejor que puedas. Dharma no requiere de un título de una universidad prestigiosa, ni de un trabajo impresionante o de una trayectoria profesional prometedora.

Incluso en ocasiones tenemos que renunciar a estos a causa de obligaciones familiares o personales, lo cual no quiere decir que no estemos cumpliendo con nuestro Dharma, simplemente estas obligaciones tienen mayor prioridad. Al mismo tiempo, si te encuentras trabajando en un trabajo que no te gusta, o no te sientes desarrollado profesionalmente, o que te quita tu energía solo por el hecho de estar ahí, la posibilidad de que no estés alineado con tu Dharma es bien alta. En estos casos deberías buscar algo que te motive, que te apasione y persigue este camino, aunque resulte difícil.

2. Artha "Seguridad"

Es el segundo objetivo y también puede ser definido como éxito, riqueza, prosperidad, o simplemente gozar de una buena salud. Es estar seguro de uno mismo, de tener confianza de que podemos lograr lo que nos proponemos. Es todo lo que necesitamos para apoyarnos en el Dharma, para ser apoyados y estar a gusto en este mundo y así poder llevar a cabo nuestro propósito en la vida.

También debemos tener en cuenta que toda riqueza va y viene. Si somos constantes y permanecemos en busca de nuevos conocimientos y experiencias, perfeccionando nuestras habilidades y mejorando constantemente como seres humanos, la abundancia llegará por sí sola y nunca careceremos de ella, ya sea abundancia económica o espiritual.

3. Kama "Placer"

Es el tercer objetivo y representa el placer. Esto no significa única y exclusivamente placer sexual, sino más bien placer en general. Kama es cualquier cosa que nos haga sentir bien, como amor por las artes, la intimidad, el socializar con los demás, la risa, una experiencia amable o cualquier otra cosa que te haga sentir a gusto o feliz.

De los cuatro Purusharthas, el Kama es el más susceptible a los cambios y el que más fácil se saca de balance. El exceso de cualquier cosa puede llevar a la autodestrucción. Esto puede causar adicciones, rencores, envidias o incrementar la avaricia. Kama debe usarse para hacer el bien a uno mismo y a los demás, y también para apoyar el Dharma ya que el cumplimiento de nuestro propósito en este mundo debe causarnos placer.

En nuestro trayecto por la vida tenemos infinidades de momentos y oportunidades donde podemos experimentar el Kama. Estos momentos se pueden encontrar en algo tan sencillo como ver un amanecer en la playa, o disfrutar la vista en la cima de una montaña. Pueden encontrarse en pasar tiempo con tus amistades, en darle un abrazo fuerte a un ser querido o simplemente disfrutar de una buena comida. El placer se presenta en forma de personas, lugares, arte, música e incluso de risas y son experimentados mediante los cinco sentidos (vista, gusto, olfato, oído y tacto).

El acto sexual es algo muy completo que involucra los cinco sentidos. Si al menos uno de ellos falla, es muy probable que exista una falta de sincronización. Esto puede ocasionar impotencia en el hombre o sequedad vaginal en la mujer, dificultando la práctica sexual o que se haga de manera forzada y por consecuencia no será buena ni placentera. Cuando todos los sentidos se ponen de acuerdo y les encanta lo que ven, lo que gustan, lo que huelen, lo que escuchan y lo que tocan, el placer sexual está garantizado.

Para encontrar el Kama, tienes que profundizar en ti mismo y descubrir lo que realmente te apasiona. Sin penas ni prejuicios, pregúntate que es lo que te gusta y de dónde obtienes placer. Verás que si eres sincero comenzarás a alinear tu Kama con tu Dharma y tu propósito de vida en general será placentero y reconfortante, dándote una sensación de desarrollo personal y de logro.

4. Moksha "Libertad"

El cuarto y último objetivo. Es considerado la cumbre de los Purusharthas y se logra cuando nos convertimos en seres totalmente libres. Esta libertad no es solo de sufrimiento, sino también libertad de poder ser uno mismo sin ataduras ni prejuicios. Por lo general cuando se logra un balance entre los primeros tres objetivos, Moksha se manifiesta de manera natural. Sentirse en paz ante cualquier problema, estar calmado en cada tormenta y sentirse feliz en cualquier situación es tener Moksha.

Como hemos podido apreciar los cuatro objetivos de la vida están entrelazados y cada uno depende de los otros. Para poder alcanzar el Moksha y obtener total libertad, debes primero dominar los otros tres objetivos, de lo contrario el Moksha te resultará imposible de alcanzar.

De seguro conoces personas que están muy bien en algunas áreas de la vida, pero están mal en otras. En muchas ocasiones lo que sucede es que se enfocan en solo uno o dos objetivos y se olvidan por completo de los otros.

Algunas poseen Kama por montones. El arte del placer lo tienen dominado. Por lo general este tipo de personas se sienten muy a gusto con su apariencia física, siempre los vez que están viajando de un lugar a otro, o están de fiesta en fiesta, aparentemente disfrutando de la vida.

Muchos de estos casos carecen de Dharma por lo que están flotando en al aire sin propósito ni dirección y necesitan del placer constante para distraerse de la realidad, viven de las apariencias y pendientes a lo que otros piensan de ellos.

En contraste, otras personas enfocan toda su energía en Dharma y Artha, pero no dedican tiempo a disfrutar de la vida. Podemos tener carrera impresionante con maestrías, doctorados e infinidad de títulos que demuestran lo bueno e inteligentes que somos, y sin embargo, estar trabajando día y noche sin poder dedicarle un tiempo a los placeres de la vida, a la familia, a las amistades, a la pareja. Este tipo de personas más bien son prisioneros de ellos mismos y por lo general se les hace muy difícil alcanzar el Moksha.

La idea es dominar y lograr mantener un equilibrio entre los cuatro objetivos de la vida para poder tener una vida a plenitud, con un camino a seguir, seguras, llena de placer y sobre todo libertad.

Kama y Sexo

En esta sección profundizaremos un poco más sobre el tercer objetivo, por qué es necesario para la existencia y cómo podemos practicarlo.

Kama según el sánscrito significa "deseo o anhelo", por lo general cuando se habla de Kama se está hablando del deseo sexual pero también se puede utilizar para hablar de cualquier emoción o disfrute donde se empleen nuestros sentidos. Ejemplos de estos son el amor por las artes, la música, la danza, la escultura, la pintura y la naturaleza.

Según los cuatro objetivos de la vida o Purushartha el Kama son los deseos que una persona debe satisfacer en esta vida, y que debe hacerlo de manera consciente, sin dañar a nadie en el proceso. Si estamos desinhibidos a causa del alcohol o cualquier otra sustancia, no estamos disfrutando de manera consciente o estamos acudiendo a factores externos para poder liberarnos de nuestras barreras mentales y poder disfrutar. De esta manera no estamos avanzando, estamos viajando en círculos y creando dependencias y adicciones.

Para poder evolucionar espiritualmente y llegar a nuestro destino final, debemos eliminar todas esas barreras mentales que rodean a nuestros deseos y debemos hacerlo de forma natural, con el poder de nuestra mente.

Los deseos cuando son reprimidos por mucho tiempo pueden estallar inesperadamente ocasionando problemas con amistades y familiares e incluso creando conflictos con uno mismo. Si nos damos cuenta de cuáles son nuestros deseos y cómo logramos satisfacerlos con conciencia y juicio, estaremos un paso más cerca de lograr el Kama. Con la práctica podremos no solo satisfacer estos deseos sino también elevarlos y disfrutar al máximo de ellos.

¿Por qué el Kama es necesario para la existencia?

Al igual que comer de manera sana y sin excesos es beneficioso para el cuerpo y la salud en general, el placer es necesario para que tengamos una existencia saludable. Una vida carente de placeres es una vida triste y vacía. El sexo, la música, el arte y la naturaleza son placeres que le dan magia y sabor a nuestra vida. Son ingredientes fundamentales que, aunque puede que parezcan innecesarios, marcan la diferencia entre una vida placentera y llena de experiencias o de una vida aburrida y vacía.

Nunca debemos dejar de cultivar o nutrir nuestros placeres, no importa cuán difícil sea. No debemos dejar de perseguir el Kama simplemente porque sea difícil o existan peligros. Obstáculos vendrán miles de todos tamaños, formas y colores, que atentarán contra nuestra felicidad y placeres. Tenemos el poder de dejar que nos afecten o no. Kama debe ser perseguido con pensamiento y acciones, con precaución, cuidado y entusiasmo.

El libro Kama Sutra escrito por el antiguo filósofo indio Vatsyayana, es uno de los libros más antiguo del mundo que habla sobre la sexualidad humana. Aunque la mayoría lo conoce como un libro donde están ilustradas las distintas posiciones de sexo, en realidad esto es solo una pequeña porción del libro. La mayor parte abarca temas como el amor y su filosofía, habla sobre el deseo y como se puede liberar, cuando es bueno o malo. El Kama Sutra presenta el Kama como algo esencial y alegre presente en la vida de cada persona

Como practicar Kama

Experimentar el Kama no es una tarea difícil pero tampoco es imposible de lograr. Lo principal es ser honesto con uno mismo y no ponerse trabas por lo que puedan decir otras personas. Si no estás perjudicando a nadie y estás consciente de tus acciones, entonces deja a tu imaginación correr. A continuación, te dejaremos algunos ejemplos que te pueden ayudar a practicar Kama.

- Busca una afición, algo que te apasione y te brinde satisfacción personal, algo que siempre hayas querido hacer, como aprender a tocar algún instrumento musical, a bailar casino o aprender a pintar. Quien sabe a lo mejor hay un Beethoven o un Picasso dentro de ti. No importa cuán pequeño o grande sea, mientras te guste y te llene de satisfacción hazlo.

- Practica la meditación, esto es algo excelente para conocernos mejor. Cuando meditamos nos estamos deteniendo para pasar tiempo con uno mismo. Esto ocasiona que nos demos cuenta de cosas que están pasando dentro de nosotros y que simplemente no nos dábamos cuenta porque estamos en constante movimiento. Al conocernos mejor logramos armonía y a estar en paz. Kama es felicidad y disfrute, la meditación te puede ayudar a alcanzarlo. En nuestro libro *"Dale Yoga A Tu Vida"* tocamos los beneficios de la meditación más a fondo.

- Disfrutar de una buena relación sexual. Sin apuros ni prejuicios, déjate llevar por el amor, la pasión y el placer. Disfruta de tu cuerpo y el de tu pareja, trata de conectar, no solo físicamente sino también emocionalmente. Mírense a los ojos, sientan el calor que desprenden, el olor, los gemidos, enfoca todos tus sentidos en el momento. No es necesario de una pareja para disfrutar de tu sexualidad. Pasar tiempo con uno mismo permite que conozcas tu cuerpo, tus puntos eróticos, dale rienda suelta a tu imaginación. La masturbación es ideal e incluso recomendada.

3

...

CAMINOS DEL YOGA

El yoga es una práctica milenaria muy rica en conocimientos y que abarca todos los aspectos de la vida. Una forma fácil de visualizar su magnitud es mediante el árbol de yoga o árbol de la vida como también se conoce. Imaginemos un árbol muy grande y frondoso con raíces bien profundas que le dan una gran firmeza. Este árbol representa al yoga y tiene ocho ramas muy fuertes y principales, cada una con una gran cantidad de frutos. En el libro *"Dale Yoga A Tu vida"* tocamos a fondo cada una de estas ocho ramas principales del yoga, en qué consisten y sus beneficios.

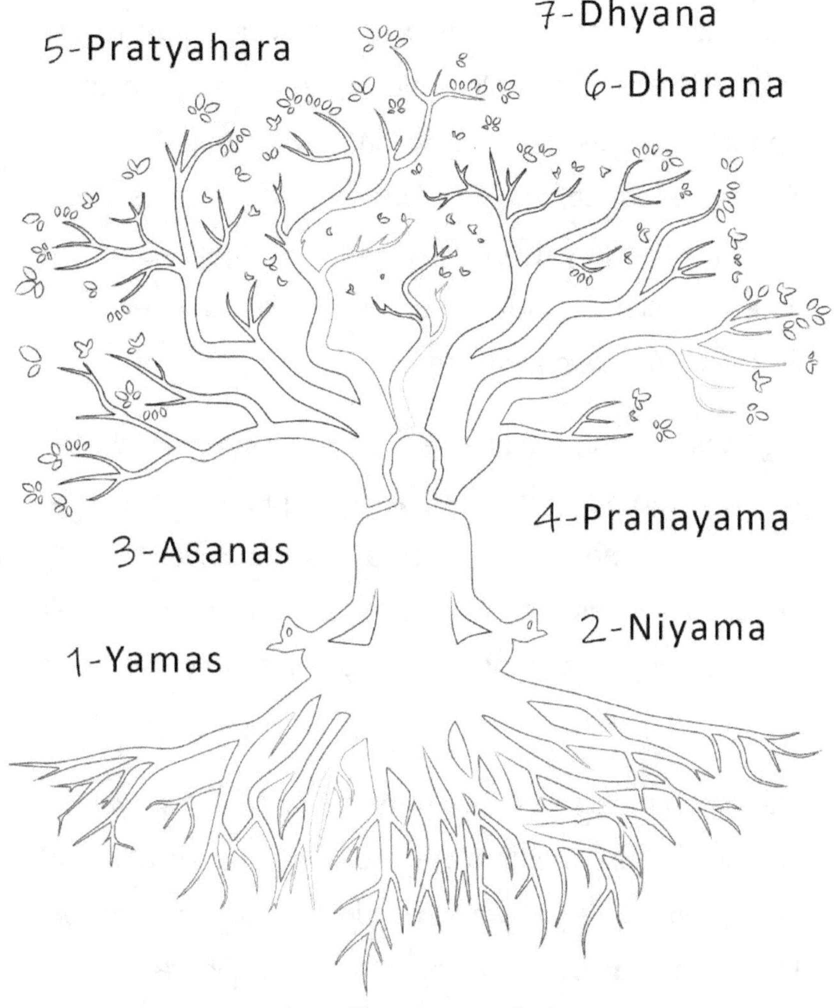

8-Samadhi
7-Dhyana
5-Pratyahara
6-Dharana
4-Pranayama
3-Asanas
2-Niyama
1-Yamas
Las Ocho Ramas del Yoga

Con el paso de los años la práctica del yoga ha ido evolucionando, algunos maestros yoguis enfocaban sus enseñanzas en un tipo de práctica determinada más que en otra. Esto trajo como consecuencia la aparición de distintas disciplinas o caminos del yoga. Todos estos caminos están basados en las ocho ramas del yoga y de una manera u otra las trabajaban todas, haciendo énfasis en la que más relevancia tenga según los distintos caminos.

Algunos de estos caminos trabajan más a fondo las asanas que son las posturas que practicamos para crear y aumentar la fuerza, la flexibilidad y la resistencia. Las asanas son acompañadas por los Pranayamas o respiraciones que anclan el cuerpo con la práctica y le dan equilibrio.

Otros caminos se centran más en la autoobservación y el control de nuestros sentidos, más conocido en el yoga como Pratyahara. Una de las ramas que casi todas las disciplinas tocan es el Dharan o la meditación, es el mantener la mente en un estado de concentración ininterrumpido. A continuación, tocaremos seis de los caminos de yoga más conocido.

1. Raja

Raja yoga, en algunos textos está considerado como la máxima expresión del yoga y la manera correcta de practicarlo. Incorpora tanto cuerpo como mente, pero enfatiza más en el desarrollo espiritual como emocional. Raja significa Rey, por lo que su práctica trata la independencia, la confianza en uno mismo, nos muestra el camino a la disciplina y la práctica constante.

También es conocido como Ashtanga Yoga que significa "ocho pasos del yoga". Esto se debe a que Raja abarca las ocho ramas del yoga (Yamas, Niyama, Asanas, Pranayama, Pratyahara. Dharana, Dhyana, Samadhi), lo cual nos proporciona una guía con instrucciones sistemáticas que nos permiten alcanzar la paz interior, la claridad, el autocontrol y la realización personal. Sus enseñanzas van más allá de los límites de cualquier otro estilo de yoga que exista en la actualidad.

2. Karma

La palabra Karma significa "hacer, actuar". Cualquier cosa que hagamos ya sea mental o físico es considerado Karma. Esta palabra es utilizada con frecuencia para describir las consecuencias de un acto determinado o como causa y efecto. Karma es el yoga de las acciones. Es la práctica con la que intentamos purificar nuestro corazón mediante actos desinteresados y al servicio de otras personas.

Parte de la idea de que nuestro presente es el resultado de las decisiones y acciones que tuvimos en el pasado. Si concientizamos esto a su vez estamos creando un deseo de dar lo mejor de nosotros en el presente, para así crear un mejor futuro que no esté manchado por nuestras malas acciones, egoísmos o negatividades del pasado.

Nuestra situación actual es el resultado de nuestros actos pasados y nuestro futuro está determinado por nuestras acciones presentes y pasadas. Por esta razón según Karma somos los responsables de lo que nos sucede y debemos tomar la responsabilidad y no culpar a los demás.

3. Bhakti

Bhakti yoga es una práctica para todos sin importar edad, nacionalidad, estatus social o religión. Es el amor y la devoción, el respeto y cuidado de todos los seres vivos y de la naturaleza. Su práctica une mente, cuerpo y espíritu y su requisito fundamental es poseer un corazón abierto y amoroso.

Es un camino muy espiritual y por lo general sus practicantes son muy devotos y veneran a un dios o deidad. No como muchas personas que solo acuden a su fe cada vez que tienen alguna enfermedad o problema personal, o porque desean algo material, dinero, fama o una promoción laboral. Un verdadero practicante entiende que todos tenemos un tiempo limitado en esta tierra y que las posesiones materiales las dejamos atrás cuando fallecemos, por lo que solo piden sabiduría y buenas relaciones. Estas personas aceptan cada situación, buena o mala como un regalo, que fue puesta en su camino por una razón, ya sea para bienestar de ellos o de otros. Muchos consideran a Mahatma Gandhi como un ejemplo de yogui Bhakti

4. Jnana

Jnana es el yoga de la sabiduría y el conocimiento. Está considerado como un camino de autorrealización y uno de los más difíciles. Tomar el camino de Jnana yoga es comprometerse al estudio profundo de la filosofía del yoga, es el preferido de eruditos y sabios.

El objetivo principal es poder utilizar la mente para comprender y descubrir su propia esencia. Este camino requiere que sus practicantes tengan una mente abierta y racional. Los devotos persiguen los impulsos de corazón y utilizan el poder de sus mentes para discriminar entre lo real y lo irreal, entre lo permanente y lo temporal. Para lograr la liberación en Jnana yoga se deben seguir los cuatro pilares del conocimiento conocidos como Sadhana Chatushtaya. Estos deben practicarse en orden secuencial ya que uno enlaza al otro. Estos pilares son:

1. **Viveka** (discriminación)
2. **Vairagya** (desapego)
3. **Shatsampat** (seis virtudes) prácticas para estabilizar la mente y emociones,
4. **Mumukshutva** (anhelo)

5. Hatha

Hatha significa literalmente 'fuerza', por lo que el Hatha yoga es una práctica que se caracteriza por su tenacidad. Es de naturaleza holística y se enfoca en aspectos físicos como las asanas o posturas, así como las respiraciones y meditaciones. También es conocida como yoga del sol y la luna debido a que Ha significa 'sol' y Tha significa "luna'

Su práctica aumenta el nivel de la conciencia, trae balance entre lo físico y lo mental. Está considerado como una técnica de purificación. En la actualidad es unos de los caminos más comunes, principalmente en los países occidentales.

Hatha yoga facilita la meditación. Mediante su práctica fortalecemos y purificamos el cuerpo calmando la mente al mismo tiempo. Luego de una práctica de Hatha yoga nuestro cuerpo ha desarrollado la fuerza física y la resistencia para meditar por largos períodos de tiempo. Una vez completada la práctica hemos creado una armonía entre nuestro cuerpo y mente lo que facilita una meditación relajante y profunda.

6. Tantra

Tantra yoga es originado en la adoración de los dioses indios Shiva, que representa lo masculino, la destrucción, lo estático y Shakti, que representa lo femenino, la creación, lo dinámico. La palabra Tantra se traduce como 'tejer' o 'expandirse', por este motivo el camino del Tantra yoga entrelaza muchas técnicas o ramas del yoga diferentes, como la meditación y los pranayamas.

El objetivo principal del Tantra yoga es unir muchas disciplinas para poder conectarnos unos a los otros y con el universo. Erróneamente cuando se habla de Tantra la mayoría de las personas que no están familiarizadas con el término, piensan que Tantra es algún tipo de práctica sexual exótica donde los involucrados pueden pasar horas practicando el sexo. Tantra va mucho más allá que un simple cortejo sexual, aunque es cierto que ayuda y estimula la sexualidad. En el próximo capítulo tocaremos más a fondo este tema.

4

...

YOGA Y TANTRA

En esta sección vamos a profundizar más en yoga y sexo, haciendo énfasis en la práctica Tántrica, que como explicamos anteriormente tiene una estrecha relación con el deseo y el placer sexual.

Vamos a empezar con definir que es Tantra. Según el sánscrito, Tantra es una tradición energética basada en el objetivo de lograr la realización espiritual. Su significado se puede traducir como 'tejer' o 'expandirse' ya que hace referencia a la unión y continuidad. La práctica tántrica nos permite despertar y elevar nuestra conciencia, abriéndonos las puertas a un mundo lleno de nuevas experiencias e infinidad de beneficios.

Entre los beneficios más conocidos y la razón principal por la que el Tantra se ha hecho tan popular en los últimos años, es que su práctica mejora enormemente la vida sexual de la persona. Al elevar nuestra conciencia y tener un conocimiento profundo de nosotros mismos, podemos obtener el control de nuestras emociones, sabemos que nos gusta y que no, conocemos nuestros puntos de placer, y con nuestra mente podemos aumentar o reducir la intensidad de esos sentimientos dándonos el control sobre nuestra sexualidad.

En una pareja la práctica tántrica es fenomenal para mejorar la conexión y la vida sexual de la misma, volviéndola más rica y placentera. Su práctica permite lograr una sincronización entre ambas personas aumentando la confianza que se tienen el uno al otro. Esto inevitablemente conlleva a una comunicación más cercana e intensa, sin miedos ni prejuicios, dándonos el conocimiento para ambos maximizar el placer del acto sexual y elevarlo a algo más que solo sexo. Logrando una fuerte conexión con nuestro físico y con nuestras emociones. Estando en el momento presente para lograr alcanzar el clímax, ambos al mismo tiempo.

La autoestima también se beneficia mucho con la práctica del Tantra ya que nos hace sentir mejor con nosotros mismo. Si a esto le agregamos la satisfacción sexual y el conocimiento de que tenemos la capacidad de sincronizarnos y comunicarnos libremente con nuestra pareja, las emociones se elevan para bien y nos da la confianza para poder enfrentar las dificultades de la vida con una sonrisa y los brazos abiertos. Al mismo tiempo gracias a como nos sentimos, nuestro desarrollo personal aumenta y cada vez confiamos más en nuestra capacidad de lograr las cosas que nos proponemos.

Con la práctica regular del Tantra nuestra vida se torna más placentera y los desafíos de la cotidianidad los vemos menos relevantes y fáciles de superar. Cabe destacar que con la estimulación neuronal que se genera en nuestro cerebro al tener relaciones sexuales nuestros sentidos se agudizan, haciéndonos más intuitivos y conscientes de nuestro entorno. En Tantra, el cuerpo está considerado como la manifestación física de nuestra espiritualidad, por lo que debe ser cuidado y respetado. Es el vehículo para la liberación del espíritu y la eliminación del sufrimiento.

La práctica del Tantra está caracterizada por ser dócil y busca la conexión de las personas con sus deseos y placeres, por lo que está estrechamente relacionada con la sexualidad. En Tantra Yoga se ve cualquier tipo de placer o deseo como una fuente de acceso a la divinidad. Al igual que muchas prácticas milenarias cuando estas son adoptadas por el mundo occidental pierden espiritualidad y están más relacionadas con el cuerpo que con cualquier religión.

Actualmente muchos ven el Tantra como una práctica para mejorar la sexualidad y nada más. El deseo está considerado una fuerza muy poderosa que motiva, inspira e impulsa a las personas a lograr sus objetivos en esta vida, siempre y cuando éstos no sean motivo de obsesión ni apego.

El autoconocimiento es fundamental para alcanzar la realización y nuestro máximo potencial como seres humanos. Según la anatomía tántrica, todos debemos lograr conectarnos con nuestros cinco cuerpos: el cuerpo físico, el cuerpo energético, el cuerpo mental y emocional, el cuerpo de la sabiduría o maestro interno y por último, el cuerpo de la dicha. Estos cuerpos tienen una estrecha relación con las "Ocho Ramas del

Yoga", ya que las mismas funcionan como puntos de acceso que son explorados mediante el Tantra Yoga.

Lograr una conexión con nuestro cuerpo físico es algo muy interesante y lo conseguimos mediante las asanas. Con la realización de las diversas posturas de torsión, fuerza o estiramiento logramos conectar de la mejor manera posible con nuestros músculos tendones, huesos, órganos y anatomía física en general.

Mediante los pranayamas o según su significado "extensión de la fuerza vital" logramos la conexión con nuestro cuerpo energético. Los pranayamas no son más que ejercicios de respiración que le dan equilibrio al cuerpo y lo traen al presente, creando una conexión mente y cuerpo. Una respiración consciente vitaliza la sangre oxigenándola, estimulando la circulación y llenándonos de energía.

Nuestro cuerpo mental y emocional está en constante estimulación por nuestro día a día o cotidianidad. Es el que trata el raciocinio y si no lo mantenemos equilibrado podemos generar obsesiones dañinas y pensamientos negativos. La meditación es ideal para conectar con nuestra mente y emociones. Nos permite filtrar los malos pensamientos, los prejuicios y el estrés mental mejorando nuestra calidad de vida. Con la meditación podemos interpretar nuestros pensamientos de manera desapegada lo cual nos ayuda a conocernos y entendernos mejor

El cuerpo de la sabiduría está relacionado con nuestra intuición. Es la parte de nosotros que siempre sabe qué camino tomar o cómo reaccionar ante una situación determinada. La mejor manera de ejercitar este cuerpo es a través del silencio y escuchando nuestra voz interna.

Por último, el cuerpo de la dicha está presente en todo lo que hemos descrito hasta el momento, es la felicidad y cómo hacer que habite en nosotros. Es sentirnos bien con nosotros mismos y con lo que nos rodea. También se puede experimentar mediante el deseo sexual, abriendo los canales de energía o chakras a través del sexo. Según el Tantra, durante la penetración se sincronizan fuerzas internas y del universo. Estas fuerzas son las que hay que estimular.

La mayoría de las personas creen que el sexo es placentero pero agotador ya que demanda mucha energía. Cuando experimentamos las ventajas que nos da la práctica del yoga y el sexo tántrico nos damos cuenta del concepto tan errado y aburrido que teníamos del sexo. Las posibilidades de experimentar nuevos placeres son infinitas y nos damos cuenta de que las creencias populares son un disparate. Los hombres piensan que mientras más mujeres tienen más hombres son, aunque es cierto que el instinto los hace ser más promiscuos para mantener la supervivencia de la raza humana, lamentablemente esto lo que crea son millones de mujeres insatisfechas. Por otro lado, las mujeres conocen muy poco su anatomía lo que les impide disfrutar al máximo de la sexualidad. Lo peor es que muchas piensan que el placer sexual está solo en la penetración y que el acto termina con la eyaculación del hombre.

Tanto para el hombre como para la mujer, independientemente de su inclinación sexual, el tener una pareja estable les permite a ambos conocerse mejor, qué funciona y qué no funciona. Con la confianza viene la experimentación y con esta se descubren nuevas experiencias y áreas de placer que de otra manera nunca las hubieran conocido. La práctica sexual cuando más se disfruta es cuando se logra la sincronización entre ambas personas y se hace sin apuros, sin miedos, penas y ninguna barrera mental, la mente tiene que estar abierta lo nuevo y a las posibilidades.

Beneficios del yoga

Mejor salud. Estar saludable es mantener un equilibrio entre lo físico, mental y emocional. Con la práctica del yoga podemos lograr este equilibrio, ya que cuando la hacemos con regularidad nos aporta resistencia física, más energía, mejora la circulación, nos hace más flexibles y revitaliza la mente.

Alivia tensiones. El yoga posee cientos de asanas para deshacerse de las malas posturas que hacemos a diario, que nos ocasionan tensiones y contracturas. Con la práctica de las asanas, acompañado de una respiración consciente nos liberamos del estrés, que muchas veces se acumula en el cuello, la espalda y en algunas articulaciones.

Pérdida de peso. Algunas secuencias y prácticas de yoga como el Saludo al Sol y la respiración abdominal requieren de mucha fuerza y resistencia física, haciendo que todo el cuerpo trabaje, lo que nos brinda pérdida de peso, y si a esta práctica le agregamos una alimentación adecuada y correcta, nos ayuda aún más a controlar el peso.

Refuerza el sistema inmunológico. El yoga ayuda a reducir los niveles de cortisol (hormona relacionada con el estrés). Niveles altos de cortisol en sangre provocan cambios en el sistema inmunológico. El yoga apunta directamente a esta hormona, aumentando así la resistencia a enfermedades e infecciones, por lo que el sistema inmunológico se refuerza.

Mejor flexibilidad. El yoga estira todo el cuerpo, corrige las malas posturas, tonifica los músculos y fortalece las articulaciones, teniendo así un cuerpo más fuerte y flexible.

Equilibra el sistema nervioso. El yoga estimula la relajación, reduciendo así el ritmo cardiaco y la presión sanguínea, alivia la fatiga. Es una herramienta excelente para combatir el estrés y equilibrar el sistema nervioso.

Mejora la respiración. El yoga nos enseña a tener una respiración consciente. Una rutina de yoga acompañada de una correcta respiración va a purificar el organismo de sustancias tóxicas. Nos mantiene en calma y crea un vínculo positivo con el cuerpo, la mente y el espíritu.

Vivir consciente. La mente siempre está activa, y muchas veces sin nuestro consentimiento, divaga en el pasado, en el futuro, en cosas sin significado. La práctica de la meditación y los pranayamas ayudan a traer la mente al presente, estando siempre concentrado en las cosas que realmente importan.

Más energía. Con una práctica de yoga de tan solo unos minutos nuestro cuerpo se estira y la mente se activa, sintiéndonos más dinámicos para las tareas y actividades cotidianas. Esta repara el cuerpo y la mente revitalizándolos con energía.

Mejor conexión y relación con el mundo a tu alrededor. Al relajar la mente estamos en armonía, por lo que seremos capaces de afrontar el entorno de manera sensitiva e inteligente. Incluso nuestra energía puede contagiar a otras personas, vamos a poder afrontar todo de forma positiva.

Beneficios del Tantra Yoga

Con la práctica del Tantra Yoga podemos obtener los beneficios mencionados anteriormente, así como algunos más específicos del Tantra. A continuación, mencionaremos algunos de ellos:

- Quita las tensiones en los músculos, facilitando así la expresividad de nuestras emociones, permitiéndonos ser más auténticos y agradables.

- Con una mente estable gracias a la práctica de la concentración y la meditación dejamos atrás las malas emociones como el celo, odio y rencor, dejando la mente libre para la felicidad, el amor propio y el placer.

- Visualizamos y conocemos mejor nuestro cuerpo, cuáles son las partes de mayor sensibilidad, como son sus movimientos. Este conocimiento es de vital importancia para poder maximizar el placer propio y el de nuestra pareja sexual.

- Nos permite dominar técnicas de respiración (pranayamas), que nos dan más energía permitiéndonos un mayor disfrute del acto sexual y principalmente en los hombres ayuda a prolongar la eyaculación

- La práctica del sexo tántrico y yoga mantiene limpio los canales energéticos más conocidos como chakras o centros de energía del cuerpo.

- Permite despertar la energía Kundalini (energía divina de nuestro cuerpo) la cual puede aumentar el placer.

La práctica del Tantra Yoga es muy beneficiosa para la vida sexual de la pareja, pero no se debe confundir con sexología. Por este motivo no podemos tomar el Tantra solo para mejorar nuestra sexualidad, sino también como una guía espiritual para lograr la autorrealización personal.

Es muy importante destacar que el Tantra Yoga no incita ni justifica el libertinaje, la indecencia, la pornografía o la morbosidad. Más bien es lo contrario, promueve la observación inteligente y la aceptación del ser humano con todos sus defectos y virtudes.

¿Cómo llevar a la práctica el Tantra Yoga de manera sencilla?

Lo primero que debemos tener en cuenta es que esta práctica es privada e íntima y se puede hacer en pareja, pero evitando la relación sexual directa.

El presente sagrado

La conexión con el presente es fundamental, de esto depende que la práctica sea buena. Hay que dejar a un lado todos los pensamientos del pasado o del futuro y enfocarnos en el ahora. Mientras más concentrados estemos, mejor erección en el caso de los hombres y mejor lubricación vaginal en el caso de las mujeres, facilitando alcanzar el orgasmo por ambas partes.

Es considerado un momento sagrado donde conectamos nuestra energía con la energía de la pareja, creando un intercambio de sentimientos. Es un momento de confianza, entendimiento y aceptación para ambos. Esta conexión puede ser lograda a través de asanas tántricas donde ambos participantes deben estar completamente desnudos y uno frente al otro. La iluminación puede ser tenue, pero nunca a oscuras ya que la vista cumple un papel fundamental. Recuerden es un momento donde se está presente y los miedos y prejuicios se dejan de lado.

La mirada debe estar fija en los ojos de la pareja y todos nuestros pensamientos enfocados en ella. La respiración lenta y profunda, placentera. Por unos minutos cerramos los ojos, siempre enfocando nuestros pensamientos en la pareja.

Contacto visual

El contacto visual es una de las cosas fundamentales en la práctica del sexo tántrico. La mirada debe estar enfocada en la pareja en todo momento y solo interrumpimos ese contacto cuando cerramos los ojos y reflexionamos en lo que acabamos de ver.

La mirada fija y exploradora nos permite percibir y apreciar las vibraciones o sentimientos de la otra persona. Al principio puede resultar incómodo para algunas personas ya que al igual que el ejercicio anterior debemos estar completamente desnudos. También puede ocasionar risas, esto es algo normal y si lo siguen haciendo notarán una mayor conexión. La concentración y la confianza son fundamentales para esta práctica.

Debemos mantener la mirada fija en nuestra pareja por intervalos de al menos 4 minutos, luego cerramos los ojos y tratamos de asimilar todo lo que vimos y sentimos. Este ejercicio puede ser repetido todas las veces que la pareja desee. Con la práctica constante irán notando que van creando una mayor compenetración y atracción por ambas partes. Harán nuevos vínculos fomentando más su relación.

Exploración del valle

El Tantra también está considerado como un culto a lo femenino, a la ternura, a la sensibilidad y al amor. Busca elevar las virtudes de la mujer mediante las palabras y el tacto. Siempre de una forma gentil donde todo el enfoque va dirigido hacia ella.

La exploración de valle es un ejercicio realizado por el hombre enfocado única y exclusivamente en la mujer, aquí ella es el centro de atención y el objetivo principal es explorar todo lo referente a la mujer. El hombre debe utilizar sus palabras como su mejor herramienta, tiene que ser gentil y amable, nunca agresivo.

Busca estimular las partes íntimas de la mujer y sus puntos sensibles. El tacto delicado y la mirada también pueden ser utilizados para conocer sus pensamientos, sus expresiones y para elevar todos sus sentidos con el fin de obtener un sexo tántrico profundo y placentero

Control de chakras

Los chakras, también conocidos como los centros de energía de las personas, cumplen un papel fundamental en la relación con la pareja y por supuesto para el acto sexual. Este ejercicio consiste en encontrar y explorar estos centros de energía vital, para un mejor desarrollo de la intimidad, favoreciendo el intercambio de energía con nuestra pareja forzándonos a salir de nuestra zona de confort exponiéndonos al contacto físico, a los estímulos mentales y emocionales, y al mismo tiempo fortalecemos nuestro instinto sexual.

Encontrar los centros energéticos permite alcanzar el equilibro de los chakras en todo el cuerpo. Al lograr este equilibrio obtenemos grandes beneficios en nuestra vida sexual. El cuerpo humano está compuesto por pequeñas zonas de energía que, si se mantienen desbloqueadas, permitiendo que fluya la energía, nuestro cuerpo se sentirá vitalizado y por consiguiente la sexualidad será estimulada. El objetivo de esta práctica es encontrar y desbloquear estas zonas de energía.

Una manera de encontrar los chakras es acostarse boca abajo, totalmente desnudo para que nuestra pareja pueda tocar todo nuestro cuerpo, de pies a cabeza y de una forma lenta y muy gentil. Luego se intercambian de posición, la persona que estaba acostada ahora es la que toca a su pareja gentilmente por todo el cuerpo mientras que esta está acostada.

Esta rutina se puede repetir cuantas veces sea necesaria, aunque lo normal es dos veces. Lo fundamental de este ejercicio es preparar a la pareja para el acto sexual.

Los ritmos

Al igual que todas las cosas que existen en el universo, los planetas, las estrellas y la naturaleza en general; el ser humano posee diversos ritmos que son muy susceptibles a cambios y pueden ser relajados o acelerados. El objetivo es saber identificar estos ritmos y poder controlarlos a voluntad.

El Tantra se caracteriza por tener un ritmo lento y pausado, lo que nos permiten sacar a flote sentimientos y sensaciones que necesitan tiempo para poder florecer, de lo contrario estarían siempre enterrados en nuestro interior.

El sexo tántrico es pausado y duradero, se tiene que estar relajado y presente en el momento, a diferencia del sexo convencional que se basa en la unión y fricción de los cuerpos. Esto conlleva a la prisa y al desespero por liberar la energía sexual acumulada y mediante el orgasmo esta energía es expulsada del cuerpo. La duración promedio de una relación sexual es de aproximadamente seis minutos. Por otro lado, el sexo tántrico no busca expulsar la energía sexual del cuerpo, lo que pretende lograr es la sincronización de los ritmos con tu pareja y circular la energía sexual entre ellos. Esto se puede lograr a través de la relajación y la respiración consciente, estando presente y controlando los ritmos de intensidad y pasión.

Es por esta razón que una sección de sexo tántrico puede durar horas. Estas no son horas de fricciones rápidas y constante según la creencia popular o como nos hacen creer las películas. Son horas de disfrute calmado y consciente donde la energía sexual y el deseo están fluyendo constantemente entre la pareja.

¿Por qué el Yoga en pareja facilita el Tantra?

Practicar yoga por sí solo está demostrado que mejora tu vida sexual, pero practicarlo con tu pareja puede llevarlos a nuevos niveles de atracción y confianza mutua. Una de las razones del por qué pasa esto es que la excitación que sentimos cuando estamos contentos o atraídos sexualmente hacia otra persona, es muy similar a la excitación que tenemos cuando hacemos ejercicios o alguna actividad física intensa.

Una práctica de yoga con tu pareja mejora la comunicación, el entendimiento y la confianza. Cuando estamos en la práctica tenemos que imitar las poses que hace la otra persona y comunicarnos ya sea de manera verbal o mediante gestos. Esta comunicación e imitación favorece la sincronización y crea empatía entre la pareja.

El yoga tiene asanas que requieren de mucha fuerza, equilibrio y concentración. Al hacer estas asanas con nuestra pareja podemos conocer mutuamente cuáles son nuestras fortalezas o debilidades y apoyarnos el uno al otro, creando una mayor armonía y confianza en la pareja. Inconscientemente esto es transferido a todos los aspectos en la vida de la pareja, sabiendo que si uno se cae el otro estará ahí para apoyarlo.

El yoga es genial para reducir el estrés, la ansiedad y la depresión. Al hacer yoga con la pareja ambos obtienen estos beneficios mejorando la salud mental y emocional. Cuando estamos libres de estrés nuestras reacciones ante las situaciones cotidianas son más relajadas y aceptadas, algo que hubiera ocasionado una discusión en otro momento lo dejamos pasar sin que nos afecte.

Algo tan sencillo como simplemente sentarse y tomarse de las manos puede ser muy terapéutico y relajante. Este sencillo gesto ayuda a combatir los efectos neuronales y bioquímicos que ocasiona el estrés gracias al intercambio de energía. Si a esto le agregamos movimientos sincronizados o asanas para parejas donde no solo el intercambio ocurre a través de las manos sino también mediante todo el cuerpo. Al haber una mayor superficie de contacto el intercambio de energía es más grande, haciendo que los beneficios de la práctica sean amplificados, mejorando satisfactoriamente la relación entre la pareja, al mismo tiempo creando nuevas memorias y experienciaS, lo cual es ideal para el Tantra.

Cuerpo físico y cuerpo energético

Con el Tantra Yoga trabajamos tanto el cuerpo físico como el cuerpo energético. Buscamos alcanzar un equilibrio y una armonía entre ellos para mantenerlos saludables. Como vimos anteriormente el sexo tántrico trabaja mucho con la energía sexual de la persona y con la interacción física entre las parejas. Si de antemano garantizamos la salud de ambos cuerpos estaremos menos propensos a cometer errores o tener bloqueos mentales o emocionales a la hora del sexo.

El cuerpo físico es lo que vemos cuando estamos frente al espejo, es el que más conocemos y con el que nos identificamos, también conocido como el cuerpo humano. Está totalmente conectado y utiliza los sentidos del tacto, el olfato, el oído, la vista y el gusto para comunicarse y dejarnos saber qué sentimos y experimentamos.

Para los yoguis el cuerpo físico es lo principal, no solo está considerado como el templo del alma, sino también el medio para embarcarnos en el viaje al descubrimiento de nuestro propio ser. Solo al tener un cuerpo fuerte y saludable es que podemos realizar nuestra vida espiritual. Si una persona aspira encontrar lo divino o explorar las distintas dimensiones de su mente, su cuerpo debe estar en óptimas condiciones para poder soportar la carga.

El cuerpo energético son los campos de energía que se expanden más allá de nuestro cuerpo físico y está compuesto por canales de energías más conocidos como chakras. Estos tienen distintos nombres según las culturas, por ejemple en el Tai Chi se les llama "Chi", para los japoneses es conocido como "Ki". Es la energía que se manifiesta en todas las formas de vida y en todas las cosas.

Los chakras son los que les proporcionan la energía a los diferentes órganos y las distintas partes del cuerpo físico. Estos son los que controlan el buen funcionamiento de todo el cuerpo. Las principales causas de dolencias o malestares son debido al mal funcionamiento de uno o varios de los chakras. El cuerpo energético existe principalmente para mantener un buen funcionamiento del cuerpo físico. Es el encargado de absorber prana o energía vital de nuestro alrededor y de distribuirla por todo el cuerpo físico llenándolo de energía.

5

...

CHAKRAS

Los chakras son puntos energéticos que están presente en todos los seres vivos. Son los encargados de distribuir la energía vital. En el yoga mediante la respiración o prana estamos absorbiendo energía del exterior hacia nuestro cuerpo dotándolo de salud y fortaleza. Los chakras son los encargados de regular, almacenar y distribuir esta energía a los distintos órganos y partes del cuerpo.

La palabra chakra según el sánscrito significa literalmente "rueda", son los que hacen circular la energía. Los seres humanos tenemos presente en nuestro cuerpo siete chakras fundamentales que están representados en las distintas escrituras con dibujos circulares y ubicados en línea recta a lo largo de nuestra espina dorsal.

Cada uno de ellos está relacionado con alguna función, glándula u órgano del cuerpo. El mal flujo de la energía en al menos uno de estos chakras puede ocasionar un desequilibrio en nuestra salud física, mental, emocional y espiritual.

Los 7 Chakras

A continuación, vamos a profundizar en cada uno de los siete chakras, sus características, en qué parte del cuerpo están ubicados, el color y el elemento que los representan, así como los beneficios o problemas que traen cuando están o no en armonía.

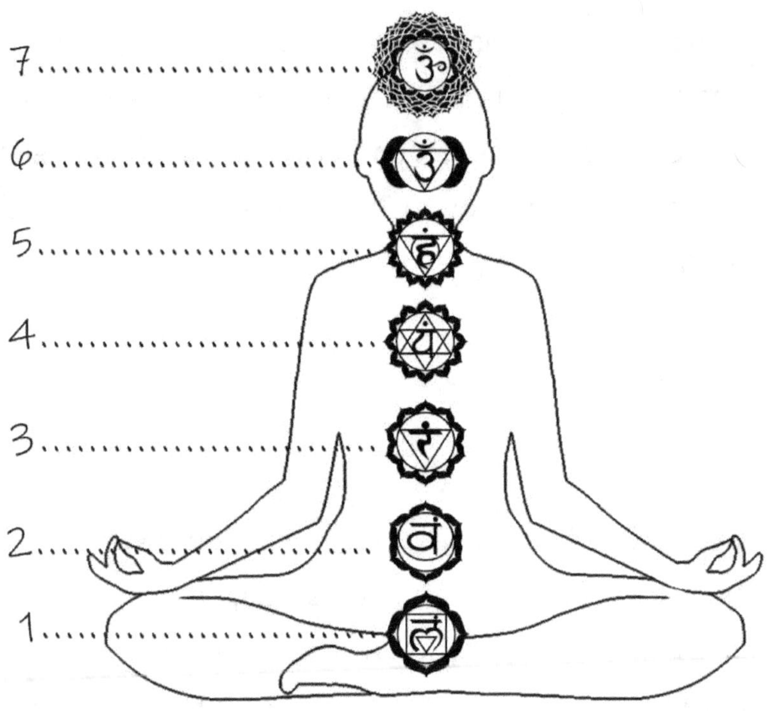

Los Siete Chakras

1 - Chakra Raíz o Muladhara

Es el primero de los siete chakras y está ubicado en la base de la columna vertebral. Este es el responsable de nuestra confianza y seguridad. Tener el Chakra Raíz en armonía nos permite crear los cimientos para abrir todos los demás chakras.

Características:

- Seguridad

- Resistencia

- Perseverancia

- Estabilidad

- Firmeza

- Conexión con la tierra

- Amor propio

- Es la base y soporte para disfrutar de nuestra vida.

El Chakra raíz es el que nos proporciona la base para desarrollar todos los aspectos de nuestra vida. Nos brinda estabilidad y seguridad permitiéndonos afrontar los desafíos de la vida. Está relacionado con nuestros sentimientos, la pasión, con la familia, las amistades, nuestro hogar y con la seguridad financiera. Con él nos conectamos con la tierra, anclando nuestra energía obteniendo firmeza y resistencia.

Nombre sánscrito: Muladhara.

Otros nombres: Primer Chakra, Chakra Base.

Ubicación: Se encuentra en la base de la columna vertebral, en las primeras tres vértebras y entre los genitales y el ano.

Color: Rojo.

Elemento: Tierra.

Afirmación: "Yo soy".

Glándulas: Glándulas suprarrenales.

Fuera de armonía:

Cuando no tenemos el Chakra Raíz en armonía, perdemos la conexión con la naturaleza y nos sentimos desconectados del mundo. No estamos seguro de nuestra identidad, de quienes somos y de cuál es nuestro propósito en esta vida. Tendemos a tener malas relaciones con nuestros familiares y amigos y nuestras necesidades básicas no están del todo estable (comida, techo, ropa,). Vivimos con miedos e inseguridades.

En armonía:

Cuando nuestro Chakra Raíz está en armonía, nuestra conexión con el mundo que nos rodea es óptima. Estamos seguros de nosotros mismos y dispuestos a enfrentar cualquier problema. Tenemos una estrecha y saludable conexión con la familia y con nuestras raíces. Lo que nos proponemos lo logramos ya que estamos apasionados y llenos de energía y fortaleza, nos sentimos que podemos lograr cualquier cosa, que somos invencibles.

2 - Chakra Sexual o Svadhisthana

Es el segundo de los chakras y está asociado con las emociones, la sensualidad y la creatividad. Su energía se caracteriza por fluir de manera flexible adaptándose al medio, de ahí que esté relacionado con el elemento agua. Este es el chakra del placer y se encuentra aproximadamente tres pulgadas por debajo del ombligo, en el centro de la parte inferior del abdomen. Tiene una estrecha conexión con los órganos reproductores, especialmente con los ovarios en las mujeres y los testículos en los hombres.

Características:

- Emociones y sentimientos

- Relaciones

- Sexualidad y placer.

- Conexión con lo interno y externo

- Creatividad

- Fantasías

Este chakra es fundamental para el desarrollo de la flexibilidad en nuestras vidas. Ayuda al desarrollo personaL y a la formación de nuestra identidad, mediante la relación con nosotros mismos y con los demás. Con este chakra expresamos nuestros deseos sexuales y sensuales, incentivándonos al placer. Disfrutando y experimentando de la vida a través de todos nuestros sentidos. Es un chakra fundamental para las sensaciones y el bienestar.

Nombre sánscrito: Svadisthana.

Otros nombres: Segundo Chakra, Chakra Sacro, Chakra Pélvico, Chakra Naval.

Ubicación: Se encuentra tres pulgadas por debajo del ombligo.

Color: Naranja.

Elemento: Agua

Afirmación: "Me siento".

Glándulas: Ovarios, testículos.

Fuera de armonía:

Si el Chakra Sexual no está en armonía pasamos trabajo para expresar nuestros sentimientos o simplemente estamos desconectados de nuestras propias emociones. Esto hace que tengamos poco o ningún placer y que estemos disgustados la mayor parte del tiempo. Nuestro deseo sexual se ve enormemente afectado pudiendo ocasionar problemas de salud o problemas reproductores. Nuestra autoestima se ve afectada y la creatividad la tenemos por el suelo

En armonía:

Cuando nuestro Chakra Sexual está en armonía somos innovadores y muy creativos. Estamos conectados con nuestra sexualidad y podemos disfrutar mejor de los placeres de la vida. Estamos más saludables y nos sentimos en paz con nosotros y con lo que nos rodea. Estamos en paz con lo que tenemos o con lo que no tenemos y nuestra relación con las finanzas son saludables, por lo que cultivamos la abundancia en nuestra vida de manera equilibrada.

3 - Chakra Plexo Solar o Manipura

Es el tercer chakra y representa nuestra fuerza de voluntad, nuestro poder personal y habilidades mentales. Su energía fluye mediante las afirmaciones. Está asociado a nuestra autoestima, personalidad y al amor propio. Es un chakra de fortaleza y poder.

Características:

- Voluntad y poder personal

- Autodisciplina

- Independencia

- Seguridad y confianza en uno mismo

- Amor propio

- Intelecto

- Control de nuestras vidas

- Opinión propia

- Juicio

Nombre sánscrito: Manipura.

Otros nombres: Tercer Chakra, Chakra del Poder.

Ubicación: Se encuentra tres pulgadas por encima del ombligo.

Color: Amarillo.

Elemento: Fuego

Afirmación: "Yo puedo".

Glándulas: Páncreas, glándulas suprarrenales.

Fuera de armonía:

Si el Chakra Plexo Solar no está en armonía sentimos un deseo y una necesidad impulsiva de dominar y controlarlo todo. Tratamos por todos los medios de mantener las apariencias para obtener una sensación de prestigio y grandeza. Perdemos el respeto hacia nosotros mismos, e incluso en el peor de los casos podemos llegar a odiarnos. Le regalamos nuestra fuerza a otras personas, perdiendo nuestra identidad.

En armonía:

Cuando nuestro Chakra Plexo Solar está en armonía estamos centrados en nosotros y nos sentimos empoderados, capaces de hacer cualquiera cosa. Estamos en equilibrio con el mundo exterior y espiritual pero principalmente estamos en equilibrio con nosotros mismos. Desarrollamos una buena autoestima, así como la aceptación y la tolerancia propia y hacia los demás. Sentimos una profunda paz interior y tranquilidad.

4 - Chakra Corazón o Anahata

Es el cuarto chakra, el que le da color a nuestra vida, la llena de compasión, amor y belleza. La palabra Anahata según el sánscrito significa sin abatir, puro, fresco. Este es el centro de energía que une los deseos corporales y espirituales. Incita a la transformación y a la integración.

Características:

- Amor propio y hacia los demás

- Relaciones

- Compasión y empatía

- Perdón y aceptación

- Transformación

- Capacidad de llorar para obtener la paz.

Nombre sánscrito: Anahata.

Otros nombres: Cuarto Chakra.

Ubicación: Se encuentra en el centro del pecho.

Color: Verde

Elemento: Aire.

Afirmación: "Me encanta".

Glándulas: Timo (glándula encargada de elaborar glóbulos blancos llamados linfocitos).

Fuera de armonía:

Si el Chakra Corazón no está en armonía, estamos desconectados con nosotros mismos. Nos cuesta amarnos y dar amor a otros, al menos de manera auténtica. Al mismo tiempo nos sentimos que merecemos amor y por consecuencia no lo recibimos con facilidad. Caemos en la depresión a causa de la falta de amor y conexión con nosotros mismos y con otros. Podemos enfermarnos con más facilidad ya que tenemos las defensas bajas.

En armonía:

Cuando nuestro Chakra Corazón está en armonía sentimos una conexión grande con nosotros mismos. Estamos alegres y felices. Nos amamos y nos aceptamos tal y como somos y podemos hacer lo mismo con los demás. Somos más comprensivos y compasivos lo que nos permite disfrutar la vida a plenitud.

5 - Chakra Garganta o Visuddha

Es el quinto chakra y está ubicado en el cuello al nivel de la garganta. Fomenta la expresión y la comunicación. Es el puente entre de la energía de las partes inferiores del cuerpo y la cabeza. Está asociado con la boca, la mandíbula, la lengua, el paladar, los hombros, el cuello y la tiroides. Esta última es la glándula que regula la energía del cuerpo mediante la temperatura, el crecimiento y el metabolismo.

Características:

- Expresión

- El habla

- Comunicación

- Intuición

- Vocación

- Propósito

- Sentido del tiempo

Nombre sánscrito: Visuddha.

Otros nombres: Quinto Chakra.

Ubicación: Se encuentra en la parte frontal de la base del cuello, en el hueco de la clavícula

Color: Azul claro.

Elemento: Sonido.

Afirmación: "Yo hablo".

Glándulas: Tiroides y paratiroides

Fuera de armonía:

Si el Chakra Garganta no está en armonía, se nos dificulta expresarnos y exponer nuestra verdad. Sentimos que somos juzgados por nuestras propias palabras por lo que poco a poco nos vamos silenciando a nosotros mismos. Esto hace que hasta cierto punto perdamos nuestra voluntad de vivir.

En armonía:

Cuando nuestro Chakra Garganta está en armonía, nuestra voluntad de vivir es grande y somos capaces de conseguir nuestros sueños. Expresamos nuestros pensamientos cuando queremos, estando preparados para las consecuencias, buenas o malas. Tenemos la capacidad para escuchar nuestra voz interior y así crear un equilibrio saludable entre el habla y escucha.

6 - Chakra Tercer Ojo o Ajna

Es el sexto chakra y está ubicado en el entrecejo. También conocido como el tercer ojo. Es el centro de la intuición y la previsión, el que hace volar nuestra imaginación permitiéndonos percibir de otras maneras la realidad. Va más allá de los sentidos, adentrándonos en el mundo de la energía.

Características:

- Intuición

- Visión

- Percepción de dimensiones y movimientos de energía.

- Habilidades psíquicas

- Clarividencia

- Iluminación.

- Sabiduría y Perspicacia

- Imaginación y la creatividad.

Nombre sánscrito: Ajna.

Otros nombres: Sexto Chakra, Chakra de la Frente.

Ubicación: Se encuentra en el entrecejo.

Color: Índigo.

Elemento: Luz.

Afirmación: "Ya veo".

Glándulas: Pineal (es la encargada de producir la melatonina, hormona que controla el sueño y los ritmos cardiacos).

Fuera de armonía:

Si el Chakra Tercer Ojo no está en armonía, solo nos enfocamos en lo intelectual y rechazamos todos nuestros aspectos espirituales. Dejamos de confiar en nuestra intuición y solo le prestamos importancia a nuestros problemas físicos, omitiendo todo lo que sea espiritual o energético. No confiamos en nuestra sabiduría interna.

En armonía:

Cuando nuestro Chakra Tercer Ojo está en armonía, le damos la bienvenida en nuestra vida diaria a la conciencia y a la intuición. Confiamos en nuestra sabiduría interna y las decisiones que tomamos son basadas en nuestra intuición. Tenemos una conexión profunda que va más allá de lo físico permitiéndonos ser más receptivos y susceptibles a los cambios de energía sabiéndolos controlar a nuestro favor y beneficio.

7 - Chakra Corona o Sahasrara

Séptimo y último chakra, está ubicado en la coronilla de la cabeza. Nos da el acceso a los estados superiores de nuestra conciencia permitiéndonos dejar a un lado las preocupaciones y visiones personales. Es el chakra de la iluminación, eleva nuestra conciencia permitiéndonos conectar con el universo, con lo supremo.

Características:

- Conciencia

- Sabiduría

- Sagrado.

- Iluminación

- Realización.

- Éxtasis

- Dicha

- Presencia

- Paz

Nombre sánscrito: Sahasrara.

Otros nombres: Séptimo Chakra.

Ubicación: Se encuentra en la coronilla de la cabeza.

Color: Morado, blanco, dorado.

Elemento: Pensamiento.

Afirmación: "Lo sé".

Glándulas: Pituitaria (nombre antiguo de la hipófisis, se encuentra en la base del cráneo, es la encargada de controlar la actividad de otras glándulas y de regular determinadas funciones del cuerpo, como el desarrollo o la actividad sexual.).

Fuera de armonía:

Si el Chakra Corona no está en armonía, estamos desconectados con lo divino o supremo, independientemente de nuestra religión o cultura (Dios, Buda, Universo). En ocasiones podemos hasta estar disgustados o incluso decepcionados con este poder superior. Nos cuesta trabajo confiar en nosotros mismos y en nuestro camino a seguir. Podemos llegar a sentirnos solos y deprimidos con falta de satisfacción en nuestras vidas. Nos aferramos a los miedos y a la ansiedad.

En armonía:

Cuando nuestro Chakra Corona está en armonía vivimos en armonía y unidad. Estamos conscientes de que todo y todos estamos conectados. Vivimos en armonía con lo superior o divino independientemente de nuestra religión o cultura. Somos capaces de elevar nuestra conciencia.

Ejercicio para sentir la energía

A lo largo de nuestro cuerpo existen muchos puntos de energía o chakras menores que si los conocemos y sabemos utilizarlos podemos beneficiarnos de ellos. Una de las formas más sencillas de sentir la energía incluso como principiantes es con las manos ya que en estas se encuentran muchos chakras menores que son muy susceptibles a los cambios de energía.

Simplemente coloca las palmas de las manos una al frente de la otra con una separación de máximo una pulgada. Haz esto por unos segundos y comenzarás a sentir una transferencia de energía de una palma a la otra en forma de calor. Para sentir este intercambio de energía o calor con mayor intensidad, entrelaza los dedos y con suavidad separa las palmas de las manos con los dedos aún entrelazados. Este movimiento hará que los dedos de ambas manos se estiren doblándose hacia atrás. Repite este movimiento al menos unas 5 veces, luego separa las manos por completo y esta vez vas a unir las palmas completamente y empezarás a frotarlas una a la otra, como hacemos cuando tenemos frio.

Mientras más rápido frotamos las manos y mientras más prolongado sea el tiempo por el que lo hacemos, mayor fricción obtendremos, creando más energía. Inmediatamente cuando pares separa las manos y literalmente lo que sentirás son las vibraciones curativas de tu propia energía personal.

Esta energía la puedes aplicar en cualquier parte del cuerpo que esté dolida, que tenga alguna tensión o que simplemente necesite un poco de amor o calor. Una vez que termines de frotar tus manos llévalas a la parte del cuerpo que necesitas sanar, por ejemplo, el cuello si tienes alguna contractura o dolor, al corazón si estás sufriendo algún problema emocional. Mientras más practiques este ejercicio, más fuerte se harán tus vibraciones de energía.

Aunque nunca hayas practicado yoga, o no tengas ni idea de lo que es la energía o los chakras, este es un ejercicio que si lo haces con tu pareja vas a sentir un intercambio de energía diferente, solo superado por el acto sexual. Esas vibraciones te ayudarán a ti y a tu pareja a sanar de forma física y emocional, se alinearán los chakras y se liberarán, haciendo del sexo toda una nueva experiencia.

6

...

ASANAS DE SEXO

Como hemos visto hasta ahora el yoga y el sexo tienen una relación muy estrecha. La palabra yoga según el sánscrito significa "unión de cuerpo y mente" y es lo que queremos lograr con el sexo. No solo alcanzar el orgasmo sino también lograr esa unión cuerpo y mente con nuestra pareja y dejar que la energía sexual circule de un cuerpo a otro.

En los últimos años la práctica del yoga se ha hecho muy popular por los grandes beneficios que aporta al cuerpo y la mente. Para poder experimentar y disfrutar de una buena práctica sexual debemos tener un cuerpo saludable y resistente, así como una mente equilibrada y en paz. De esta manera podemos tener confianza en nosotros mismos y en nuestra pareja.

En este último capítulo te mostraremos varias posturas que te serán de gran utilidad para tu vida sexual y te darán mayor resistencia física, elasticidad y equilibrio corporal y mental. Cabe destacar que, aunque las posturas estén separadas en posturas para mujeres y posturas para hombres ambos sexos pueden realizarlas y le brindará beneficios como cualquier otra asana. Están diferenciadas porque algunas tienen mejor efecto para la sexualidad de un sexo que del otro.

♀

Asanas para mujeres

En el caso de las mujeres, cualquier asana de apertura de caderas es súper beneficiosa para la sexualidad. Las caderas son unas de las articulaciones más importantes y complejas de nuestro cuerpo. Son las que nos dan el equilibrio y junto a la pelvis nos mantienen erguidos.

Es una zona donde se acumulan muchas tensiones físicas y emocionales. El miedo al cambio, a lo nuevo, si es canalizado correctamente se puede reflejar en esta zona creando bloqueos.

Cuando tenemos las caderas flexibles y libres de bloqueos, caminamos por la vida con más confianza y sin miedos, dispuestas a enfrentar cualquier situación. Esto es también aplicable al sexo ya que tenemos más confianza en nosotras mismas y nos sentimos empoderadas. A continuación, te dejo algunas posturas de apertura de cadera.

Malasana o Postura de la Guirnalda

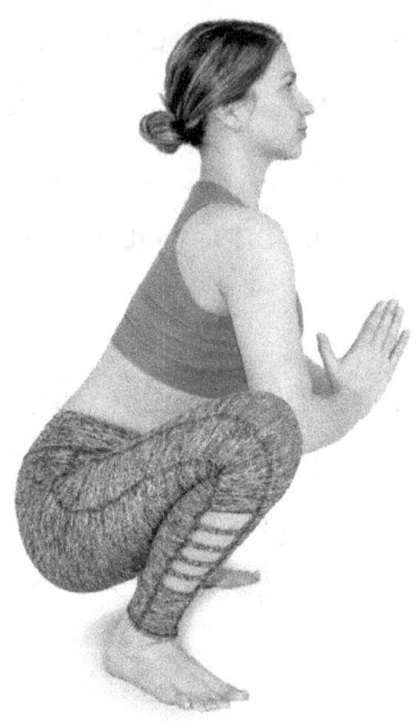

Esta postura es adecuada para favorecer la apertura de las caderas y muy buena para aliviar fatiga, ansiedad y estrés.

- De pie y el cuerpo firme lleva las manos juntas frente al pecho.
- Lentamente ve hacia abajo y te acomodas en cuclillas.

- Abre tus rodillas por separado, deja que tus codos queden justo alineados a las rodillas.
- Inclínate hacia adelante, deja la espalda recta y el pecho hacia delante.
- Respira y disfruta de la posición.

Contraindicaciones y Precauciones.

Lesiones actuales o recientes en la lumbar o rodillas.

Recomendaciones.

La Postura de la Guirnalda es una de la mejores para practicar cuando las mujeres están embrazadas, libera tensión de las caderas y espalda baja.

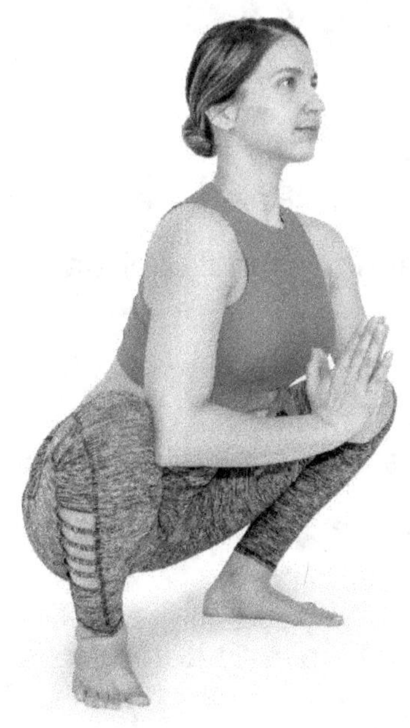

Kapotasana o Postura de la Paloma

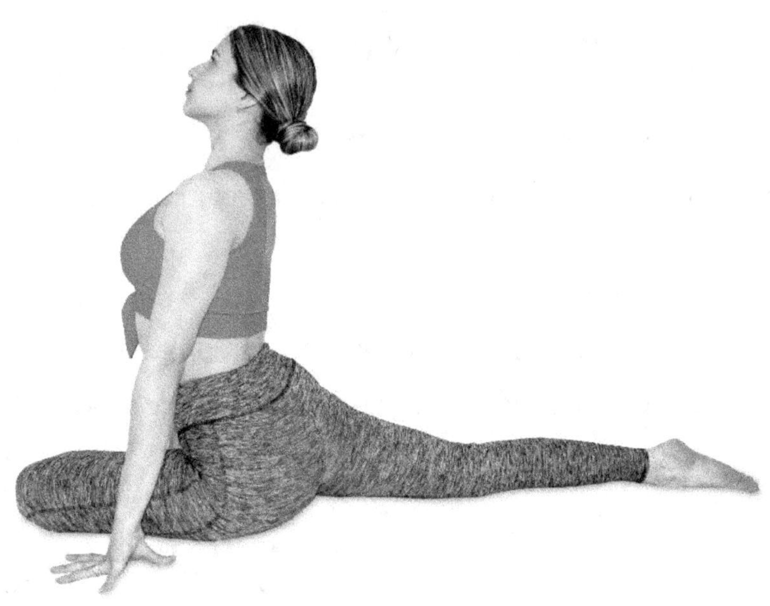

La Postura de la Paloma es un ejercicio exigente de yoga, que aporta gran flexibilidad. Libera la tensión en las caderas.

- Primero te posicionas en cuatro puntos, llevas la rodilla izquierda para tocar su muñeca izquierda.
- Llevas la pierna derecha estirada y la izquierda doblada.

- Las palmas de las manos hunden el suelo y los brazos extendidos, alarga la espalda y abre el pecho.
- Luego baja el tronco, dejando la frente en el suelo para disfrutar mejor del estiramiento.

El estiramiento debe sentirse placentero así que no esfuerces, mejor ir despacio y lento. Con práctica lograrás mejor estiramiento.

Contraindicaciones y Precauciones.

Es estrictamente imprescindible realizar ejercicios de calentamiento antes de realizar la Kapotasana.

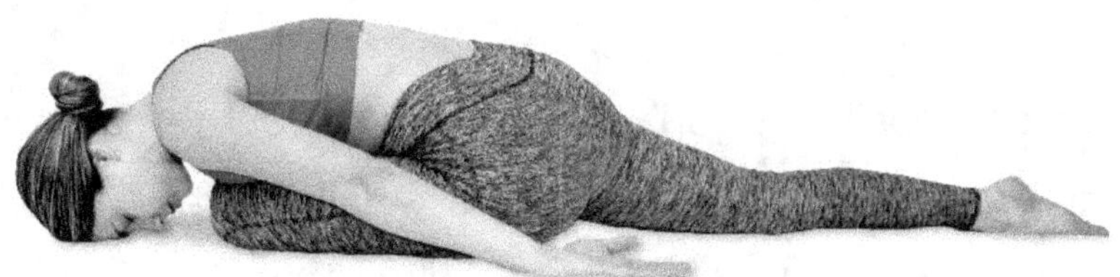

Garudasana o Postura del Águila

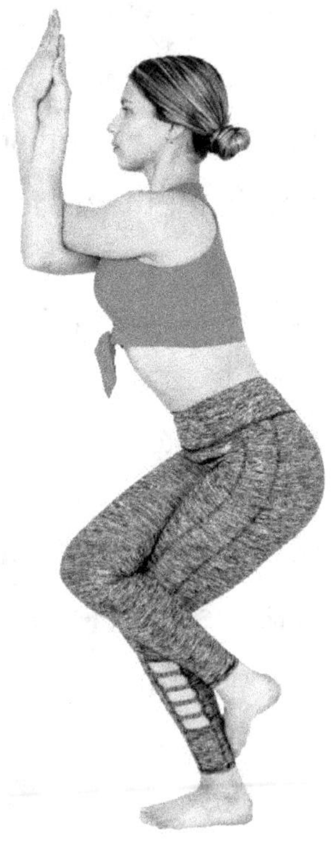

Es una postura vigorizante y que sirve para refrescar cuerpo y mente. La Postura del Águila sirve también para estimular la digestión, regular el funcionamiento renal y aliviar el estreñimiento. Además, ayuda a ejercitar los músculos abdominales, y a mejorar el flujo sanguíneo en los órganos sexuales.

- Colócate de pie. Dobla ligeramente las rodillas y levanta el pie izquierdo y quedas el pie derecho haciendo equilibro.

- Luego cruza el muslo izquierdo sobre el derecho.

- Apunta con los dedos del pie izquierdo hacia el suelo e intenta enganchar el empeine izquierdo detrás de la pantorrilla derecha mientras sigues manteniendo el equilibrio sobre dicho pie.

- Cruza los brazos delante del torso. Al hacerlo, el brazo derecho debe colocarse encima del izquierdo y eleva los antebrazos perpendiculares al suelo. Las palmas de las manos quedan juntas.

- Cuando hayas adoptado la postura permaneces en equilibrio, presiona todo lo que puedas el cuerpo hacia abajo, sintiendo que tu abdomen y órganos internos se comprimen.

Contraindicaciones y Precauciones.

Lesiones crónicas en las rodillas no ejecútala.

Marjariasana o Postura de Gato

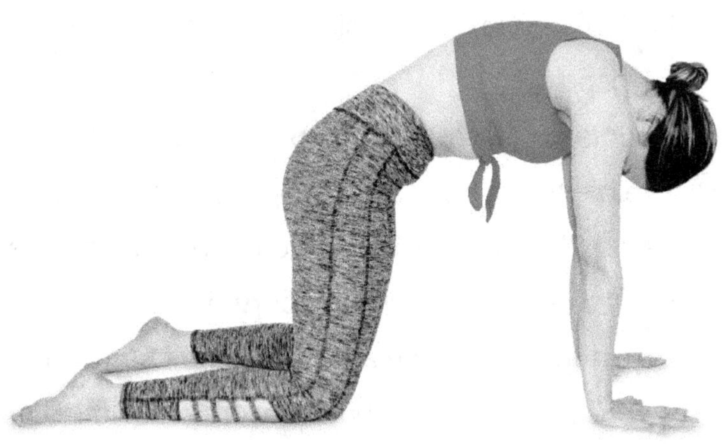

Con esta postura vas a fortalecer los músculos de Kegel, son aquellos que se encuentran debajo del útero, la vejiga y el intestino grueso, que son los que más se contraen durante el clímax en la relación sexual. Al practicar esta posición, lograrás tener mejores orgasmos.

- Te colocas en cuatro puntos, tus manos alineadas con tus hombros y tus rodillas alineadas con las caderas.

- Inhala, encorva la columna hacia arriba y tu barbilla va al pecho.

- Exhalas, llevas la columna hacia abajo y tu cabeza va hacia atrás, estirando el cuello por completo.

Contraindicaciones y Precauciones.

Con una lesión en el cuello, mantenga la cabeza alineada con el torso.

Recomendaciones.

Si el peso de las rodillas resulta intenso, practica sobre una manta o dobla la estera para hacer un mejor soporte.

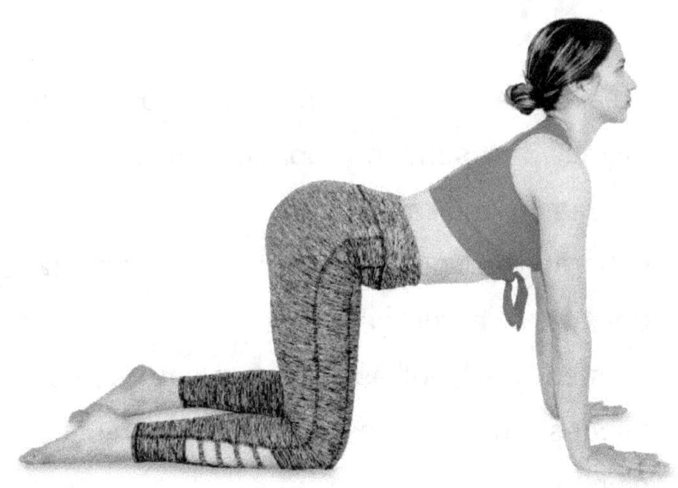

Setu Bandha Sarvangasana o Postura del Puente

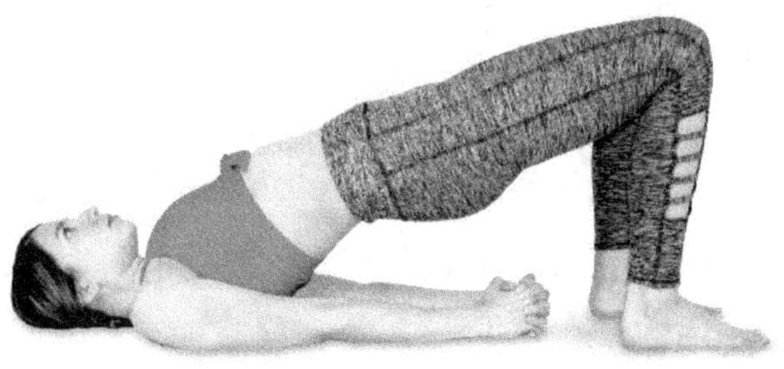

Es una postura que cuando se efectúa nos recuerda la forma de un puente, nos estimula muchísimo la circulación de los órganos sexuales, tonificando la zona pélvica.

- Te acuestas boca arriba. Colocas los pies y las palmas de las manos sobre el suelo.
- Estiras las rodillas hacia adelante, subimos las caderas y glúteos del suelo, a su vez tratamos de llevar la barbilla al pecho.
- Mantén las rodillas directamente sobre los talones y no permitas que se abran mucho las piernas.

Contraindicaciones y Precauciones.

lesiones graves en cervicales, cuello y hombros.

Matsyasana o Postura del Pez

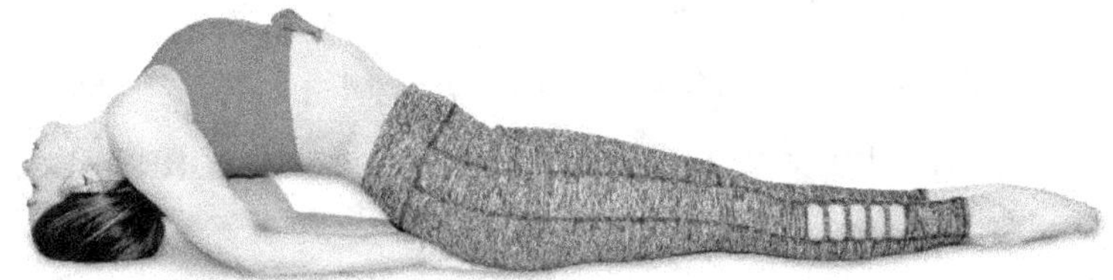

Esta postura nos permite abrir bien toda la parte del pecho, trabajar la movilidad de nuestra columna y nos ayuda a corregir la posición de los hombros. Aumenta un alto grado la capacidad de resistencia del cuerpo y mejora el flujo sanguíneo.

- Acostado boca arriba en el suelo, con los brazos estirados. Las piernas están estiradas y juntas.
- Coloca las manos debajo de los glúteos, y las palmas de las manos tocan el suelo. Los brazos tienen que seguir estando estirados y los codos quedan en línea con las piernas (es decir, no

abrimos los codos hacia fuera).

- Levanta poco a poco el pecho mientras mantienes las piernas en contacto con el suelo, al igual que los antebrazos.
- Echa hacia atrás la cabeza hasta apoyarla por la coronilla en el suelo. El pecho se expande y quedamos por algunas respiraciones.

Contraindicaciones y Precauciones.

No la hagas si te duele la cabeza. Dolores musculares en la espalda.

Prasarita Padottanasana A

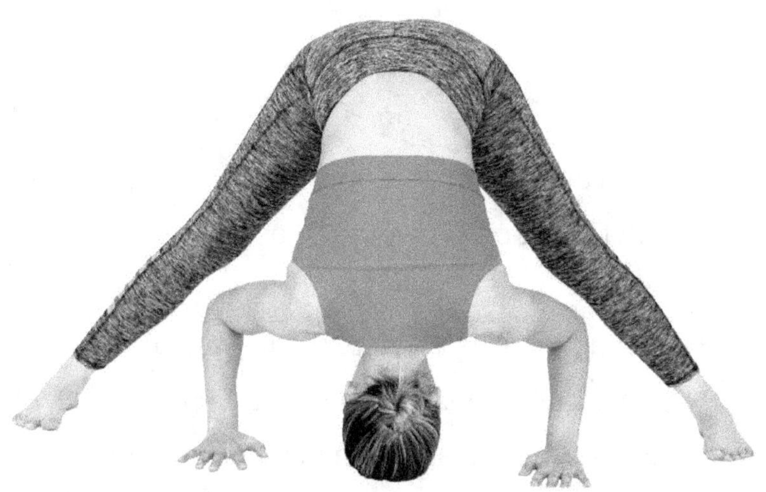

Con esta postura se fortalecen los isquiotibiales (huesos de los glúteos) y se consigue mejor capacidad pulmonar, además estarás relajando y liberando el interior de las piernas, llevando más energía y sangre a los órganos reproductivos femeninos y al mismo tiempo los relaja para mejorar su funcionamiento.

- Comienzas abriendo las piernas, sintiendo tensión en los muslos.
- Colocas las manos en la cintura, estiras la espalda.

- Inhalas y vas llevando la parte superior del cuerpo hacia abajo y dejas las manos en el suelo.
- Exhalas, dejas la cabeza en el suelo, la espalda tiene que quedar recta y toda la parte posterior de las piernas se estiran completamente.
- Quedas por algunas respiraciones.

Contraindicaciones y Precauciones.

No la hagas si tienes problemas musculares en el cuello.

♂

Asanas para hombres

Utkata Konasana o Postura de los Dioses

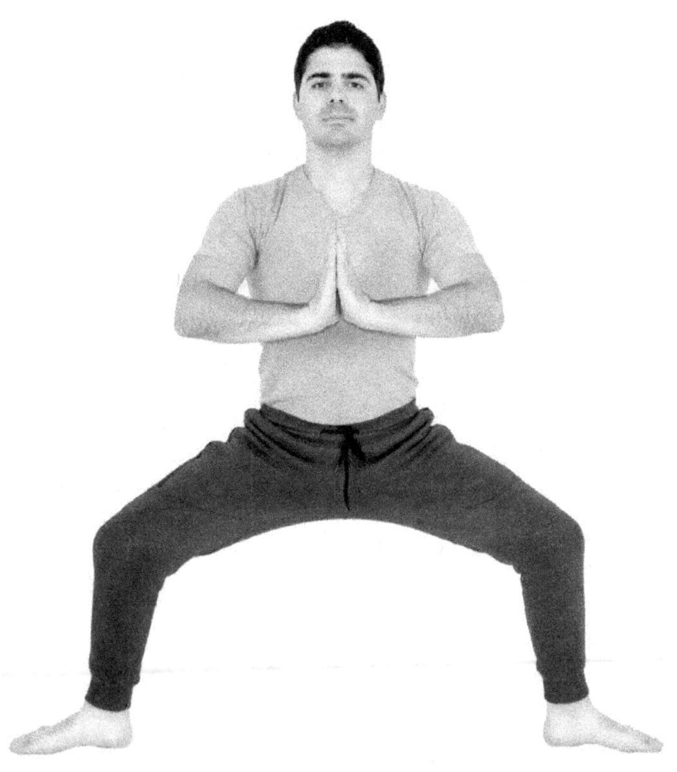

Todos poseemos una fuerza innata con la práctica de esta variante de Utkata Konasana te ayuda a conectar con esa fuerza y poder. Además, estira las caderas, la ingle y nos aporta gran flexibilidad.

- Te colocas de pie, abre las piernas a una distancia de un metro más o menos. Giras ambos pies hacia afuera.

- Luego desciende poco a poco las caderas y flexiona las rodillas hasta que estén exactamente sobre los tobillos. Lleva el coxis (hueso sacro) hacia abajo.

- Con los brazos y manos haz un marco en la cara, deja los hombros relajados y alejados de las orejas. En este punto toma al menos tres respiraciones profundas.

Contraindicaciones y Precauciones.

No realices esta práctica si tienes alguna lesión crónica o reciente en las piernas, caderas, espalda o en los hombros.

Vrksasana o Postura del Árbol

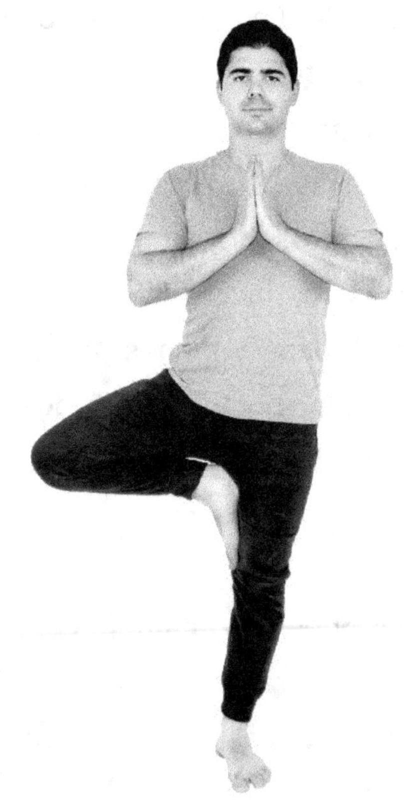

Es una postura de equilibrio, imita a un árbol, el pie apoyado en el suelo es la raíz de un árbol y los brazos estirados hacia arriba las ramas. Ideal para fortalecer las piernas, mejorar el equilibrio y calmar la mente.

- De pie, vista hacia adelante y busca un punto fijo para el equilibrio. Respira y centra la mente en el presente.

- Levanta el pie derecho y colocas el pie en el muslo o pantorrilla izquierda.

- Junta las palmas de las manos frente al pecho y en equilibrio puedes subir los brazos y manos por encima de la cabeza o dejas las palmas juntas frente al corazón.

- Mantienes la posición por algunos segundos. Baja los brazos y la pierna. Repite con la otra pierna.

Contraindicaciones y Precauciones.

Si padeces de presión arterial alta, no levantes los brazos por encima de la cabeza, mantenerlos frente al pecho.

Bhujangasana o Postura de la cobra

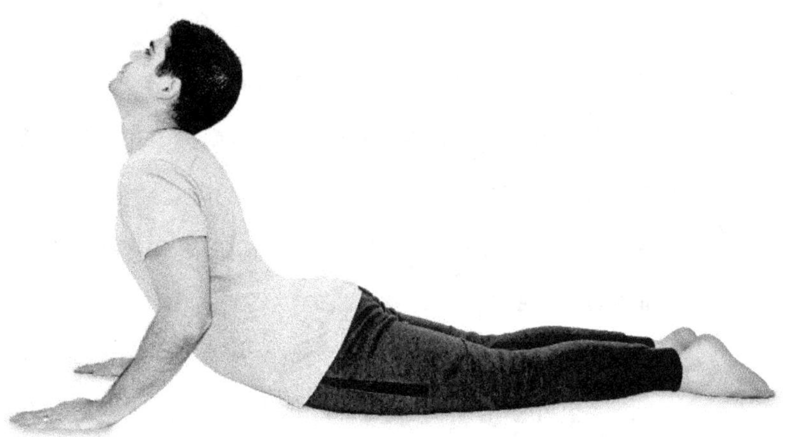

Esta es una variante de la postura de la cobra, fortalece los músculos del torso, especialmente la parte baja de la espalda, y elimina la tensión. Aumenta el flujo sanguíneo hacia la zona baja del cuerpo, estimula los órganos sexuales, incrementa la vitalidad y la líbido, y equilibra el flujo de energía sexual.

- Colócate boca abajo y pones las palmas de las manos debajo los hombros.
- Mantienes las piernas estiradas, asegúrate que el hueso púbico quede pegado al suelo.

- Inhala y levanta el tronco, deja el pecho abierto, hombros atrás y relajados y asegúrate que tus codos no se abran hacia afuera o sea que queden pegados al tronco y tus brazos semiestirados.
- Aguantas unos 20 segundos

Contraindicaciones y Precauciones.

Si has sufrido una rotura de huesos en los brazos, costillas, te han operado recientemente de una hernia no realizar.

Navasana o Postura del Barco

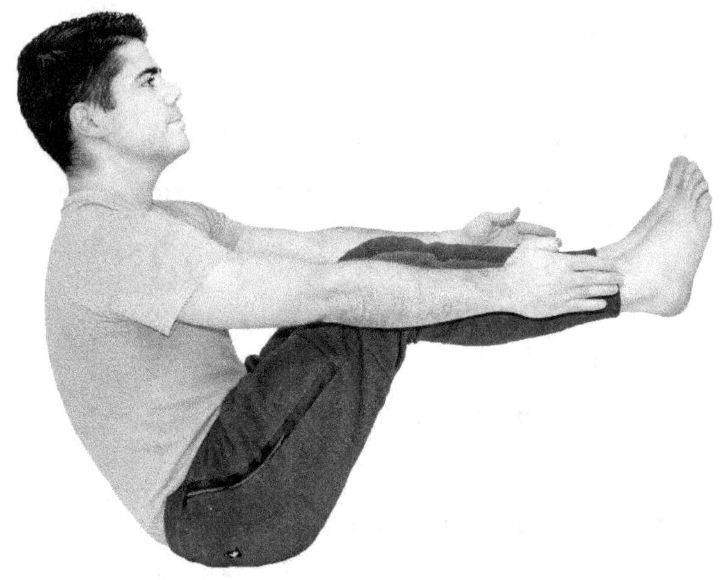

Navasana fortalece los músculos de la espalda, tonifica el abdomen y mejora la capacidad de concentración, pero además esta asana estimula la glándula prostática en los hombres. Este órgano de la próstata no juega ningún papel en la erección del pene, pero tiene relación directa con los nervios implicados.

- Siéntate en el suelo, deja la espalda recta y las piernas estiradas hacia al frente.

- Dobla las rodillas y apoya las palmas de las manos en el suelo.

- Échate hacia atrás y a su vez levanta las piernas del suelo y los dedos de los pies se proyectan hacia arriba.

- Luego despegas las manos del suelo y cuando tengas equilibro estiras los brazos y quedan en línea recta con la tibia.

- Aguantas por algunas respiraciones dejando siempre espalda recta y pecho adelante.

Contraindicaciones y Precauciones.

Si tiene dolor en la espalda no hacer.

Baddha Konasana o Postura del Zapatero

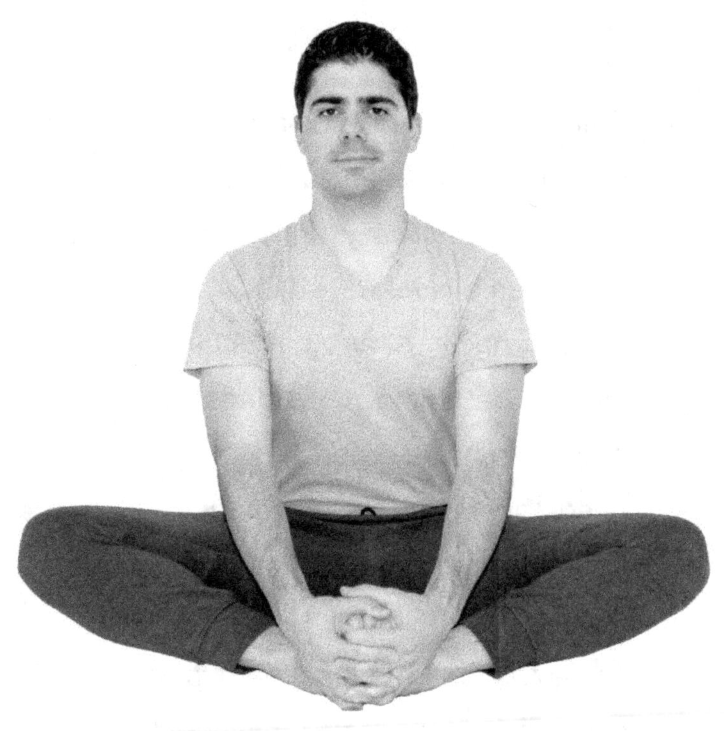

Es una postura muy común en yoga para principiantes, brinda flexibilidad, mejora la circulación de los miembros inferiores. Aumenta la líbido y hace que los órganos sexuales tengan una función saludable.

- Siéntate en el suelo, junta las plantas de los pies y alargas la espalda.

- Agarra los pies con las manos.

- Baja las rodillas para que intenten llegar al suelo, pero si no llegan no importa todo es poco a poco y la práctica.

- Aguanta por algunas respiraciones, descansas y repites.

Contraindicaciones y Precauciones.

No realices la postura del zapatero si tienes alguna lesión en la rodilla o la ingle.

Asanas para parejas

Postura del Árbol entre los dos

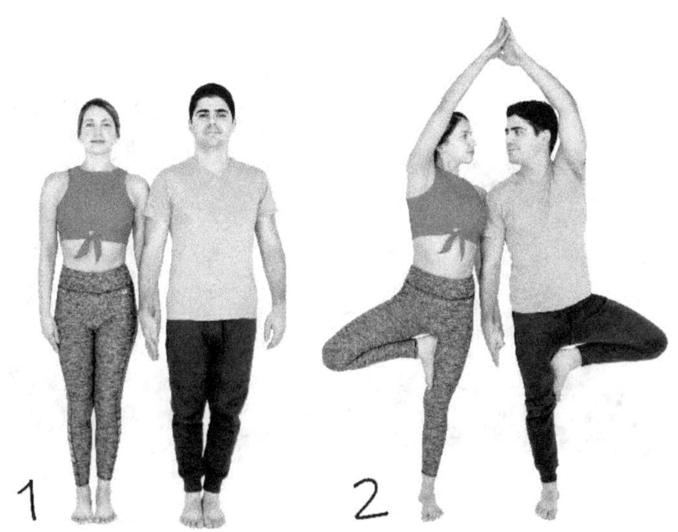

- Parados se deja el cuerpo recto y pegan hombro con hombro y se toman de la mano.
- El que está a la izquierda levanta el pie izquierdo y el que está a la derecha levanta el pie derecho, ambos posicionando la planta del pie en el muslo opuesto.
- Levantan el brazo y mano hacia arriba y juntan las palmas.
- Quedan en equilibrio por algunas respiraciones y repiten con el otro lado.

Torsión de Espalda Sentado

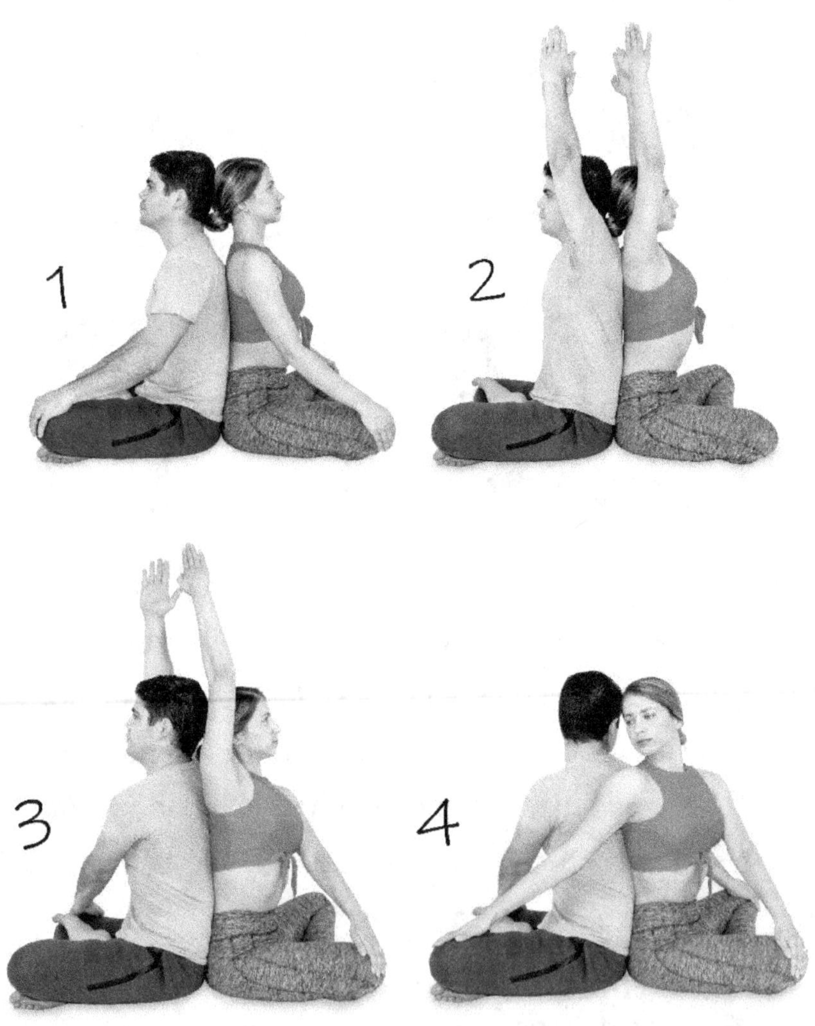

- Sentados en el suelo con las piernas cruzadas se pega espalda con espalda.

- Inhalan llevan manos y brazos arriba.

- Exhalan se deja la palma de la mano izquierda encima de tu rodilla derecha y   la palma de la mano derecha queda encima de la rodilla izquierda de la pareja.

- Giran cuello y se miran por encima del hombro derecho.

- Quedan por algunas respiraciones y repiten hacia el otro lado.

Pose del Bote

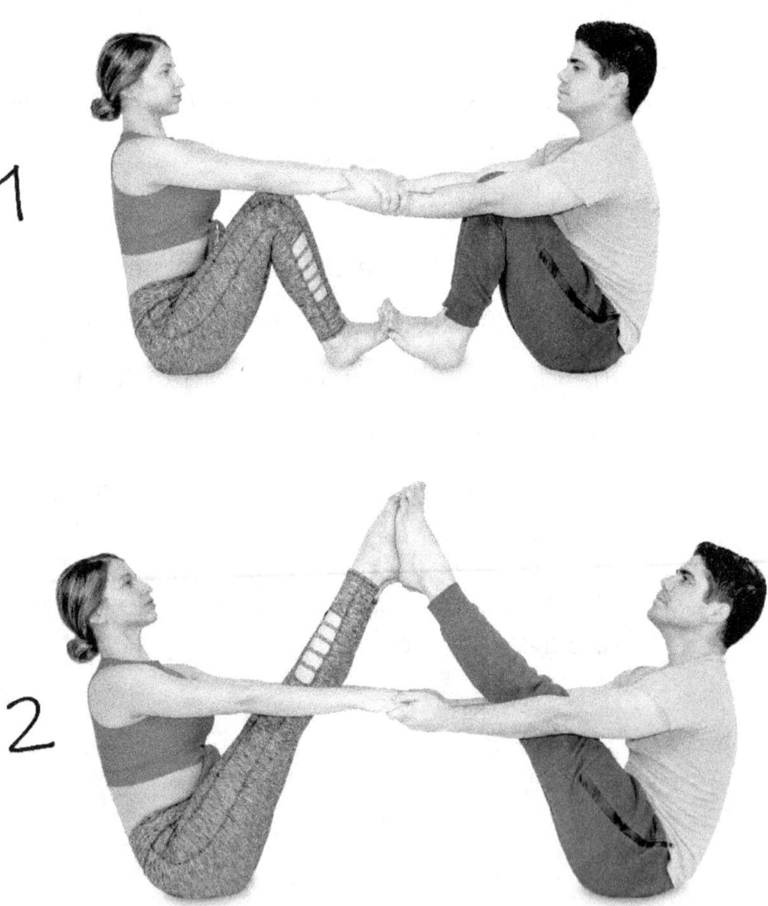

- Sentados en el suelo uno frente al otro, doblan las rodillas y se tocan los dedos de los pies.

- Extiendan los brazos hacían adelante y se toman las muñecas y antebrazos.

- Luego pongan en contacto las plantas de los pies y se comienza a levantar los pies hacia arriba.

- Se dejan las rodillas lo más cerca al pecho posible y toda la parte superior del cuerpo queda recta.

Postura de la tabla levantada

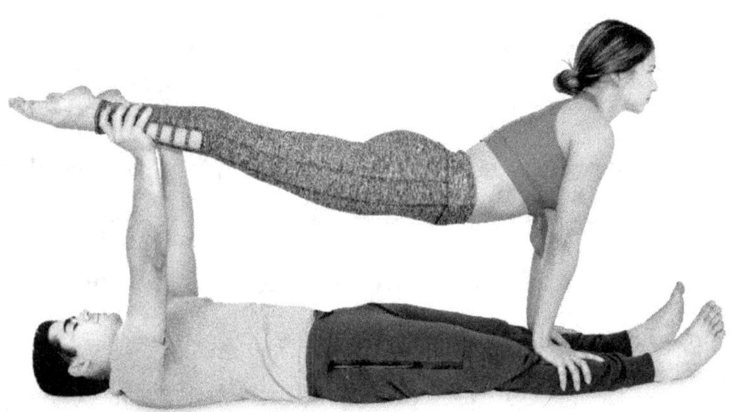

- Se comienza uno apoyándose firmemente en el suelo, quedando boca arriba.

- El que queda por encima coloca sus pies en la parte superior de la cabeza y las manos apoyadas en las piernas del otro.

- Luego el que queda abajo usa las manos para levantar las piernas del que está arriba y ambos quedan tanto abajo como arriba en pose de la tabla.

- Quedan por algunas respiraciones y luego se cambian.

Silla invertida

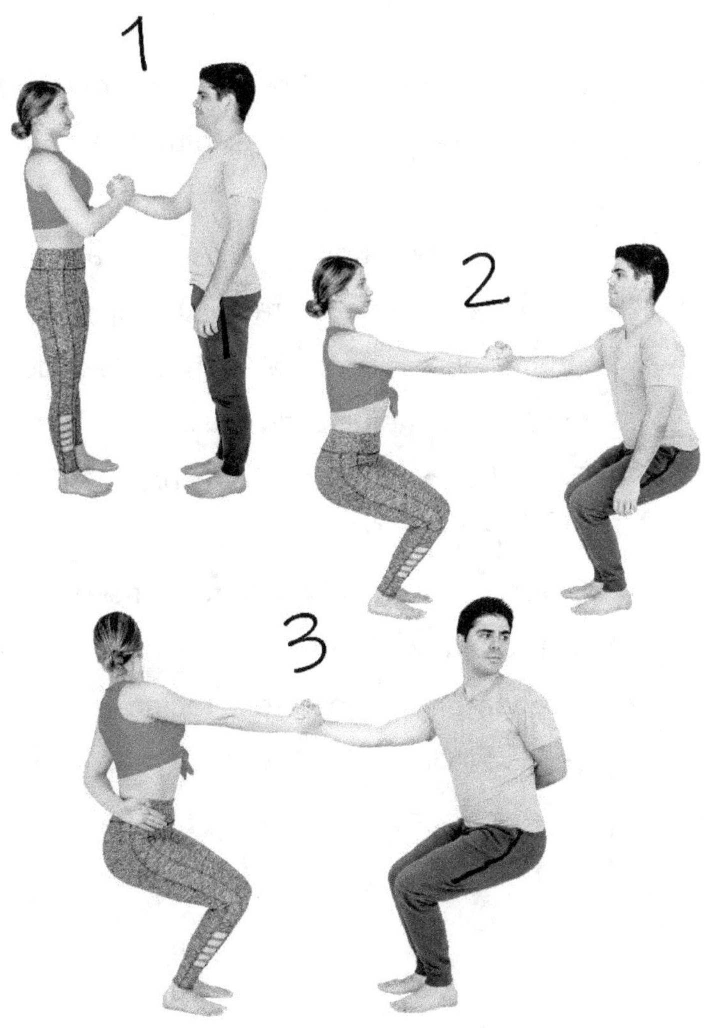

- Se paran frente a frente y se toman de la mano izquierda uno y el otro con la mano derecha.

- Siéntense en la posición de la silla y con el peso del otro encuentran un equilibro.

- Comiencen a girar el tronco dejando los brazos totalmente estirados.

- Con el giro, llevan su otro brazo abierto y estirado también.

- Dejen su vista atrás para conseguir más apertura de pecho.

- Quedan por algunas respiraciones y repiten del otro lado.

Ejercicios de Kegel

En este segmento te enseñaremos como hacer unos de los mejores ejercicios para mejorar la sexualidad, tanto para mujeres como para hombres. Es conocido como ejercicios de Kegel o entrenamiento muscular del piso pélvico. Este ejercicio puede ser practicado en cualquier momento, pero es recomendado hacerlo dos veces al día.

El ejercicio de Kegel consiste en la contracción y relajación del músculo pubocoxígeo. Este está ubicado en el suelo pélvico y va desde el hueso púbico hasta la parte inferior de la columna. Su práctica ayuda a fortalecer los músculos de la pelvis, es recomendada para los problemas de incontinencia urinaria y en el caso de las mujeres para facilitar el parto.

Aunque por lo general este ejercicio está asociado con las mujeres, su práctica es tremendamente beneficiosa para los hombres, particularmente en lo que respecta al sexo. La contracción y relajación del pubocoxígeo ayuda a aumentar su resistencia, permitiendo obtener el control de la eyaculación deteniendo el flujo del semen a medio camino. Tanto para las mujeres como para los hombres este ejercicio nos dará resistencia en la zona pélvica por lo cual podemos experimentar mayor placer sexual.

Como practicar:

- Primero que todo, antes de comenzar la práctica debemos cerciorarnos de que nuestra vejiga este vacía

- Determinamos si queremos hacer estos ejercicios sentados o acostados.

- Relajamos todo nuestro cuerpo. Ya relajados dirigimos la concentración hacia la zona de la vejiga para relajarla aún más.

- Ya relajados comenzamos a contraer los músculos del suelo pélvico y mantenemos la contracción de 5 a 10 segundos. Para facilitar y cerciorarte de que estás haciendo bien las contracciones, pon tu atención en el espacio que está entre los genitales y el ano y contrae.

- Pasado los 5 o 10 segundos relaja por aproximadamente el mismo tiempo y vuelves a repetir.

- Repite unas 10 veces y para obtener un mejor resultado haz este ejercicio dos veces al día, una vez en la mañana y otra en la noche.

En todo momento durante la práctica debes cerciorarte de hacer las respiraciones profundas, mantén el cuerpo relajado y asegúrate que al hacer las contracciones no estés contrayendo el abdomen, los glúteos o el pecho

SOBRE LOS AUTORES

Sarah Banos se licenció en Ciencias Informáticas, en Cuba su país natal en 2013. El conocimiento del yoga le enseñó un maravilloso mundo de salud y bienestar del cual se apasionó, motivo por el cual decidió cambiar de profesión y se certificó de Maestra de Yoga y Meditación.

Con el objetivo de estimular esta práctica funda la comunidad "Dale Yoga A Tu Vida", con un estilo dinámico y sencillo al alcance de todos, donde cada uno se sienta bien y vitalice su salud física, mental y emocional.

Además, ha desarrollado varios programas y clases gratuitos en diversas plataformas en línea.

Es autora del libro "Dale Yoga A Tu Vida", ayudando y motivando al conocimiento y practica del yoga desde sus habilidades y necesidades personales, inculcándoles que el yoga es para todos.

"El yoga nos enseña el camino hacia nuestro propio bienestar." – Sarah Banos

Ariel Pérez es graduado de Ingeniería en Ciencias Informáticas en Cuba 2015, es cofundador de "Dale Yoga A Tu Vida".

Su pasión por las ciencias informáticas y la computación, unido a su conocimiento y entusiasmo por la práctica del yoga le ha servido como motor y puntal en la concepción y puesta en marcha de su anhelado proyecto de bienestar y salud. Conceptualizando esta plataforma como expresión de su visión de la vida.

Ha participado en diversos cursos de entrenamiento de meditación y yoga.

"El sexo es la unión de dos personas en el placer y disfrute" – Ariel Pérez

Contacte con Ariel Pérez y con Sarah Banos en:

Web: www.daleyogaatuvida.com

Email: sarah@daleyogaatuvida.com

Instagram y Facebook: @daleyogaatuvida

@ariel_prd

Youtube: DaleYogaATuVida